Nach einem Schlaganfall

Nach einem Schlaganfall

Univ.-Prof. Dr. Stefan Kiechl
Univ.-Prof. Dr. Wolfgang Lalouschek
Prim. Univ.-Prof. Dr. Wilfried Lang

Copyright: Holzhausen Verlag GmbH
Grafische Gestaltung: FineLine Wien
Verlag: Holzhausen Verlag GmbH
Druck: Holzhausen Druck & Medien GmbH
Printed in Austria
1. Auflage 2006

ISBN: 978-3-85493-130-0

Soweit in dieser Publikation personenbezogene Ausdrücke verwendet werden, umfassen sie Frauen und Männer gleichermaßen.

Nach einem Schlaganfall

Univ.-Prof. Dr. Stefan Kiechl
Univ.-Prof. Dr. Wolfgang Lalouschek
Prim. Univ.-Prof. Dr. Wilfried Lang

INFORMATIONEN FÜR PATIENTEN UND ANGEHÖRIGE

» Inhalt

Ratgeber und Info für Patienten nach einem Schlaganfall

Vorwort & Adressen

I Ereignis und seine Folgen

II Rehabilitation

III Reintegration und Selbsthilfe

IV Prävention

» *Ein Netzwerk gegen den Schlaganfall – Stroke Units (Schlaganfall-Stationen) in Österreich*

Aufgrund der Bedeutung des Schlaganfalles für den Einzelnen und die Gesellschaft wurden in den Jahren 1995 und 2005 von den europäischen Gesellschaften Ziele für Akutbehandlung, Rehabilitation und Prävention des Schlaganfalles für Europa definiert (Helsingborg-Deklaration). Eine zentrale Forderung war die Errichtung eines flächendeckenden Netzwerks von Schlaganfall-Einheiten (›Stroke Units‹), die einerseits eine optimale Akutbehandlung und andererseits einen nahtlosen Übergang in eine neurologische Rehabilitation ermöglichen.

In Österreich wurden inzwischen 32 Schlaganfall-Einheiten (Stroke Units) eingerichtet, bis zum Jahr 2010 sind insgesamt 40 mit über 200 Betten vorgesehen. Diese Betten sind ausschließlich der akuten Schlaganfallbehandlung gewidmet. Aufgabe hier ist, rasch Diagnose und Überwachung zu ermöglichen, notfallmässig Hilfe und Therapie zu leisten und drohende Komplikationen zu verhindern. Die Anfahrtswege für die Rettung sind dabei – auch im ländlichen Bereich – in fast allen Fällen so kalkuliert, dass die reine Fahrtzeit weniger als 45 Minuten beträgt. Stroke Units sind ein wesentlicher Teil der neurologischen Abteilungen in Österreich.

Die Einheitlichkeit und hohe Effizienz des österreichischen Stroke-Unit-Netzwerkes, das zur Versorgung von akuten Schlaganfällen errichtet wurde, wird seit mehreren Jahren weltweit als führend anerkannt. Bisher werden 50% aller auftretenden akuten Schlaganfälle osterreichweit an diesen Stroke-Units (Schlaganfall-Überwachungsstationen) versorgt und es zeigt sich eine kontinuierliche Verbesserung der Leistungen in diesem Netzwerk.

Die Effizienz des Systems wird seit dem Jahr 2003 überwacht. Zu diesem Zweck wurde das Österreichische Schlaganfallregister gemeinsam von der Österreichischen Gesellschaft für Schlaganfallforschung (ÖGSF) mit dem Österreichischen Bundesinstitut für Gesundheitswesen (ÖBIG) eingerichtet.

Ein wesentliches Anzeichen für die Leistungsfähigkeit des Stroke-Unit-Netzwerks ist die Umsetzung neuer Behandlungsmethoden in der Akutbehandlung des Schlaganfalles: Liegt die Ursache des Schlaganfalles in einem Verschluss eines Hirngefäßes durch ein Blutgerinnsel (›Thrombus‹), dann ist die künstlichen Auflösung eines Thrombus (›Thrombolyse‹) durch bestimmte Medikamente die einzige Möglichkeit, den drohenden Hirninfarkt zu verhindern.

» Ziel ist der Wiedererwerb der verloren gegangenen Funktionen.

Die Thrombolyse wurde im Jahr 2002 in Europa zugelassen. Der Anteil der Personen, die mit dieser neuen Methode behandelt werden, stieg in Österreich von 4,9% im Jahr 2003 auf über 10% im ersten Halbjahr 2006. Im Vergleich hierzu liegt der Anteil der Personen, die in den USA eine Thrombolyse erhalten, derzeit bei 2%.

Die Thrombolyse ist dann wirksam, wenn sie innerhalb der ersten 180 Minuten nach Beginn des Schlaganfalles eingesetzt wird. Es ist also wichtig, dass bei den Zeichen des Schlaganfalles (s. Kapitel 1.4, Seite 27) sofort die Rettung (Telefon 144) verständigt wird. Je rascher die Behandlung eingesetzt wird, umso größer ist die Aussicht, das Ereignis ohne bleibende Behinderung zu überstehen. In Österreich nahm der Anteil der Personen, die – bei bekanntem Ereignisbeginn – innerhalb von 90 Minuten nach Auftreten der Zeichen an einer Stroke Unit aufgenommen wurden, von 34% (im Jahr 2003) auf 44% (im ersten Halbjahr 2006) zu. *Häufigste Ursache für ein verspätetes Eintreffen war die abwartende Haltung der Betroffenen und Angehörigen.*

Die neurologische Rehabilitation beginnt unmittelbar nach der Akutbehandlung auf der Stroke Unit. Ziel ist der Wiedererwerb der verloren gegangenen Funktionen: Beim Vorliegen einer Schwäche/Lähmung des Körpers besteht die

Aufgabe der Rehabilitation im Wiedererwerb von Bewegungs-funktionen wie beispielsweise Gehen und Greifen. Beim Verlust sprachlicher Funktionen erfolgt eine entsprechende Sprachtherapie.

Die neurologische Rehabilitation ist Teamarbeit und wird von PhysiotherapeutInnen, ErgotherapeutInnen, LogpädInnen, Pflegepersonal und ÄrztInnen durchgeführt. Grundlage der Rehabilitation ist die ›Plastizität‹ des Gehirns, das heißt die Fähigkeit, dass sich neue ›Nerven-Schaltkreise‹ ausbilden und in zunehmendem Maße die verloren gegangene Funktion übernehmen. Die Praxis der neurologischen Rehabilitation erfolgt nach einem Stufenkonzept: Sie beginnt auf der Stroke Unit und wird im Akutspital auf der neurologischen Allgemeinstation fortgesetzt (›Frührehabilitation‹). Je nach Notwendigkeit erfolgt eine weitere Rehabilitation in spezialisierten Einrichtungen (Rehabilitationskliniken) und später ambulant in Therapiezentren oder zuhause.

Univ.-Prof. Dr. S. Kiechl   Univ.-Prof. Dr. W. Lalouschek   Prim. Univ.-Prof. Dr. W. Lang

> STROKE UNITS IN WIEN (NACH BEZIRKEN GEORDNET)

- Barmherzige Brüder Wien
- KA Rudolfstiftung
- SMZ Süd - KFJ
- SMZ Hietzing (KA Lainz und Neurologisches KH Rosenhügel A und B)
- SMZ Baumgartner Höhe - OWS
- Wilhelminenspital
- Göttlicher Heiland
- Donauspital - SMZ Ost

> STROKE UNITS IN NIEDERÖSTERREICH

- Zentralklinikum St. Pölten
- Donauklinikum (Tulln/Gugging)
- Amstetten - Klinikum Mostviertel
- Waldviertel Klinikum Horn
- Weinviertel Klinikum Mistelbach
- KH Wiener Neustadt

> STROKE UNITS IN OBERÖSTERREICH

- AKH Linz
- LNK Wagner Jauregg
- Barmherzige Brüder Linz
- Barmherzige Schwestern Ried/Innkreis
- Wels BSRK
- LKH Vöcklabruck

> STROKE UNITS IN DER STEIERMARK

- LKH Graz (Universitätsklinikum)
- LNKH Graz
- LKH Bruck/ Mur
- Spitalsverbund Judenburg/Knittelfeld

> STROKE UNITS IN KÄRNTEN

- LKH Villach
- LKH Klagenfurt

> STROKE UNITS IN SALZBURG

- LNK Salzburg

> STROKE UNITS IN TIROL

- LKH Innsbruck (Universitätsklinikum)
- BKH Kufstein
- BKH Lienz

» Stroke Unit Standorte per August 2006 und deren Erreichbarkeit

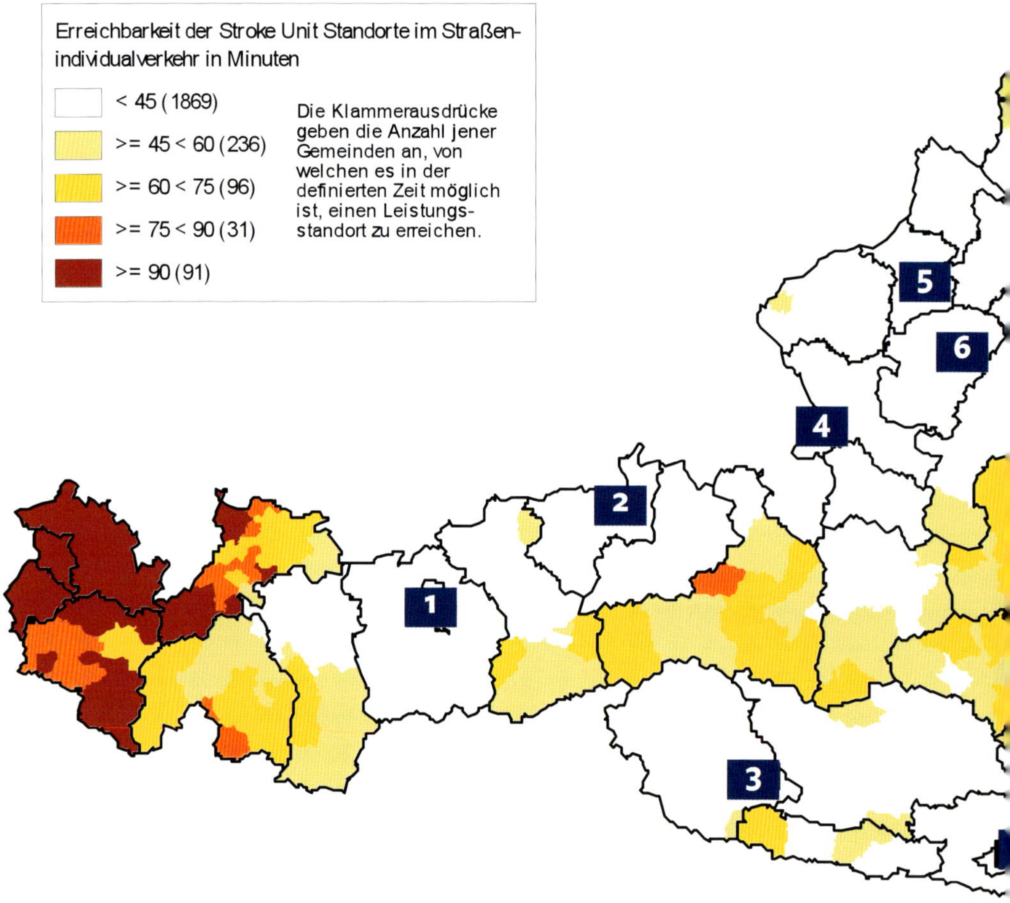

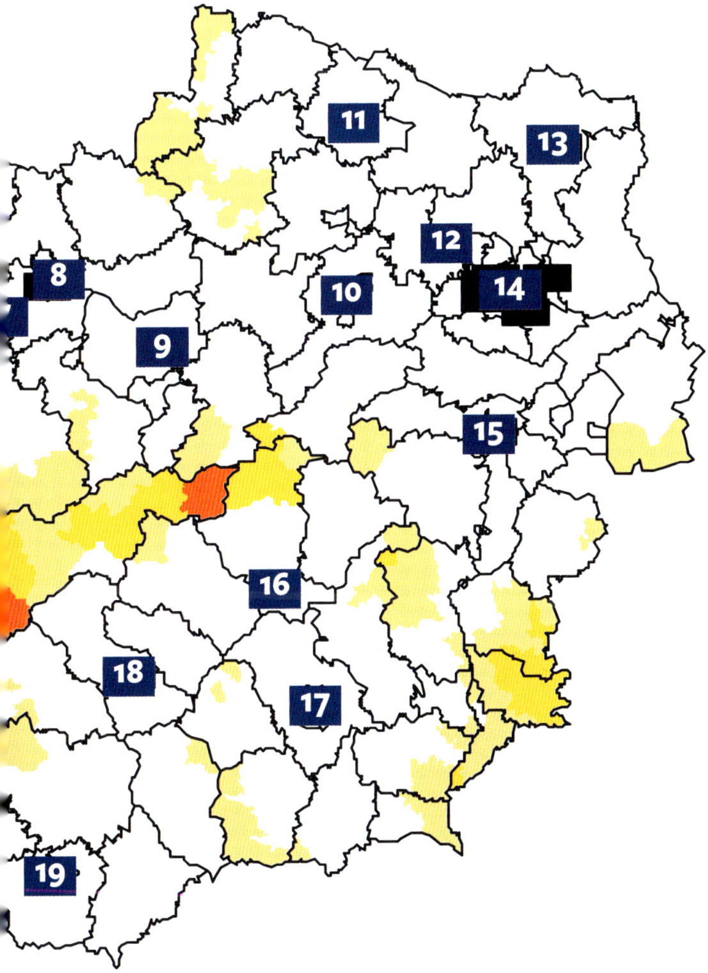

1 Insbruck
2 Kufstein
3 Lienz
4 Salzburg
5 Ried/Innkreis
6 Vöcklabruck
7 Wels
8 Linz*
9 Amstetten
10 St. Pölten
11 Horn
12 Tulln
13 Mistelbach
14 Wien*
15 Wiener Neustadt
16 Bruck/Mur
17 Graz*
18 Judenburg/Knittelfeld
19 Klagenfurt
20 Villach

* mehrere Stroke Units,
siehe Seite 12/13

ÖBIG – Österreichisches Bundesinstitut für Gesundheitswesen
ein Geschäftsbereich der Gesundheit Österreich GmbH

» Mein Leben ist lebenswert. Auch nach dem Schlaganfall!«

Caterina K., 36 Jahre

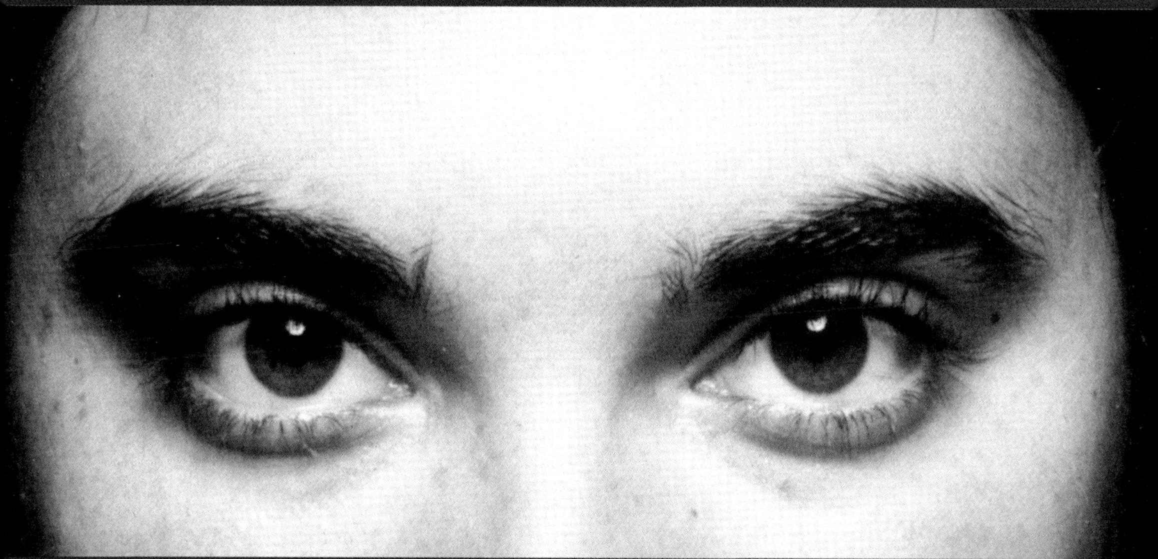

Ereignis und seine Folgen

» Der Schlaganfall ist in den westlichen Industrienationen die dritthäufigste Todesursache und die häufigste Ursache bleibender Behinderung.

1. Ereignis und seine Folgen

1.1 Was ist ein Schlaganfall?

Der Schlaganfall ist in den westlichen Industrienationen die dritthäufigste Todesursache und die häufigste Ursache bleibender Behinderung. Alleine in Österreich treten pro Jahr mehr als 20.000 Schlaganfälle auf. Der Vorbeugung und Behandlung des Schlaganfalles kommt daher enorme Bedeutung zu. Hierfür ist auch eine möglichst gute Information der Bevölkerung und der Betroffenen über Risikofaktoren, Vorbeugungsmöglichkeiten und Symptome eines Schlaganfalles wesentlich. Man unterscheidet mehrere Formen des Schlaganfalles, die verschiedene Ursachen und Auswirkungen haben.

Die mit ca. 80% häufigste Form ist der so genannte ischämische Schlaganfall.

Halbseitige Lähmungserscheinungen oder Gefühlsstörungen, Sprachstörungen oder bestimmte Formen von Sehstörungen

Ursache ist ein Blutgerinnsel, das ein Blutgefäß im Gehirn verlegt, und zu einer Durchblutungsstörung führt. Dadurch kann das betroffene Gehirngewebe nicht mehr ordnungsgemäß funktionieren und geht über Stunden zugrunde. Je nachdem, welches Hirnareal betroffen ist, treten unterschiedliche Symptome auf – z.B. halbseitige Lähmungserscheinungen oder Gefühlsstörungen, Sprachstörungen oder bestimmte Formen von Sehstörungen. Das Gerinnsel kann vor Ort im Gefäß

> Der Vorbeugung und Behandlung des Schlaganfalles kommt enorme Bedeutung zu. «

entstehen, wenn eine Gefäßverkalkung (Arteriosklerose) aufbricht, oder aus dem Herz in die Hirngefäße verschleppt werden. Seltener sind Gefäßentzündungen, Kleingefäßerkrankungen, Gefäßverletzungen (›Dissektion‹) und Blutgerinnungsstörungen. Die leichteste Form des ischämischen Schlaganfalles ist die ›transitorische ischämische Attacke‹ oder TIA. Hiervon spricht man, wenn sich die Symptome innerhalb von 24 Stunden wieder vollständig zurückbilden. Das Risiko eines ischämischen Schlaganfalles nimmt mit dem Alter deutlich zu, jedoch sind etwa 25% der Patienten jünger als 60 Jahre und 15% sogar jünger als 45 Jahre!

Die zweithäufigste Form des Schlaganfalles ist mit etwa 15% die Hirnblutung (›hämorrhagischer Schlaganfall‹).

Durch Platzen eines Blutgefäßes kommt es zu einer Blutung im Gehirn und zur Gewebsschädigung. Meist sind die tiefen Hirnregionen betroffen. Diese Form des Schlaganfalles tritt typischerweise bei Personen mit langjährigem Bluthochdruck auf, seltener auch bei Gerinnungsstörungen des Blutes, Gefäßmissbildungen oder anderen Gefäßerkrankungen. Die Symptome sind denen des ischämischen Schlaganfalles sehr ähnlich. Eine eindeutige Unterscheidung ist erst durch spezielle Untersuchungen im Krankenhaus (Computertomographie oder Magnetresonanztomographie) möglich.

Eine eindeutige Unterscheidung ist erst durch spezielle Untersuchungen im Krankenhaus (Computertomographie oder Magnetresonanztomographie) möglich.

» Die typischen Symptome einer Subarachnoidalblutung sind ein heftiger, plötzlich einschießender Kopfschmerz, Nackensteifigkeit und manchmal eine Bewusstseinstrübung.

Die dritte Form des Schlaganfalles ist die Subarachnoidalblutung (SAB).

Die typischen Symptome sind heftiger, plötzlich einschießender Kopfschmerz, Nackensteifigkeit und manchmal eine Bewusstseinstrübung.

Ursache ist das Platzen eines Blutgefäßes innerhalb des Schädels aufgrund einer vorbestehenden Gefäßwandschwäche und -aussackung (›Aneurysma‹). Es kommt zu einer Blutung in den Subarachnoidalraum – das ist der Spalt zwischen Gehirn und Gehirnhäuten. Die SAB tritt häufig bei jungen Personen auf, die keine Risikofaktoren für Gefäßerkrankungen zeigen. Die typischen Symptome einer Subarachnoidalblutung sind ein heftiger plötzlich einschießender Kopfschmerz, Nackensteifigkeit und manchmal eine Bewusstseinstrübung. Sie unterscheiden sich somit deutlich von jenen der anderen Schlaganfall-Formen. Auch Behandlung (neurochirurgische Ausschaltung des Aneurysmas) und mögliche Komplikationen sind grundlegend verschieden. Die weitere Abhandlung beschränkt sich im Wesentlichen auf den Ischämischen Schlaganfall.

1.2 Was ist eine ›TIA‹ ?

Eine TIA kann Vorbote eines drohenden Schlaganfalles sein!

Wenn Symptome eines Schlaganfalles auftreten und sich innerhalb kurzer Zeit (meistens nach Minuten bzw. längstens 24 Stunden) vollständig zurückbilden, spricht man von einer Transitorischen Ischämischen Attacke oder TIA. Häufig werden diese Symptome übersehen oder nicht ernst genommen. Eine TIA kann aber Vorbote eines drohenden Schlaganfalles sein! Deshalb sollte bei einer TIA genauso wie beim Schlaganfall umgehend ein Arzt, Notarzt oder Krankenhaus aufgesucht werden!

Eine TIA kann Vorbote eines drohenden Schlaganfalles sein! «
Bei einer TIA sollte sofort ein Arzt, Notarzt oder ein Krankenhaus aufgesucht werden!

Die häufigsten Symptome des akuten Schlaganfalles sind:

> halbseitige Lähmungen und
> Gefühlsstörungen,
> Sehstörungen und
> Probleme beim Sprechen sowie
> heftige Kopfschmerzen bei Blutungen.

1.3 Die häufigsten Symptome

1. Lähmung einer Körperhälfte:

Dies ist eines der häufigsten Defizite beim akuten Schlaganfall. Die Schwäche tritt üblicherweise auf der Seite des Körpers auf, welche der betroffenen Hirnregion gegenüberliegt, und kann Gesicht, Arm und Bein betreffen (›Hemiparese‹). Liegt der Schlaganfall z.B. in der linken Gehirnhälfte, so ist die rechte Körperseite gelähmt. Bei kleineren Schlaganfällen kann auch nur eine Hand oder der Mundwinkel (›schiefes Gesicht‹) betroffen sein. Bei einem Schlaganfall im Hirnstamm kann im Extremfall eine Lähmung des gesamten Körpers auftreten. Häufig wird die gelähmte Körperhälfte von der betroffenen Person unbewusst weniger oder gar nicht mehr beachtet. Lähmungen können zu Schwierigkeiten beim Sitzen, Gehen und allen Tätigkeiten des täglichen Lebens führen.

» Die Schwäche tritt üblicherweise auf der Seite des Körpers auf, welche der betroffenen Hirnregion gegenüberliegt, und kann Gesicht, Arm und Bein betreffen (›Hemiparese‹).

2. Gefühllosigkeit oder Taubheit an verschiedenen Körperregionen,

die häufig gemeinsam mit Lähmungserscheinungen auftreten und auch vorwiegend halbseitig sind. Neben Defiziten kann es auch zu Reizerscheinungen (›Ameisenlaufen‹ oder ›Kribbeln‹) und selten zu schmerzhaften Gefühlsstörungen kommen, die eine spezielle medikamentöse Behandlung erfordern.

3. Sehstörungen:

Sehstörungen können beim Schlaganfall in unterschiedlicher Form auftreten. So kann es zu einem halbseitigen Ausfall des Gesichtsfeldes beider Augen kommen (›Hemianopsie‹). In diesem Fall ist es typisch, dass Patienten auf der betroffenen Seite am Türpfosten anstoßen oder Personen oder Gegenstände (z.B. Autos im Straßenverkehr) erst wahrnehmen, wenn sie über die Mittellinie ins erhaltene Gesichtsfeld wechseln. Die zweithäufigste Sehstörung ist ein vollständiger Sehverlust auf nur einem Auge (›Amaurose‹). In diesem Fall finden sich oft Einengungen der Halsschlagader auf der betroffenen Seite. Plötzliche auftretende Doppelbilder können auf einen Schlaganfall im Hirnstamm hinweisen.

Wenn die Steuerung der Sprechmuskulatur nicht mehr optimal funktioniert, kann es zu einer undeutlichen, verwaschenen Sprache kommen «

4. Sprachstörungen und Sprechstörungen zählen zu den häufigsten Symptomen eines Schlaganfalles:

Es können beim Schlaganfall die Sprachzentren des Gehirnes gestört sein, in denen die Sprache generiert und das Verstehen von Gesprochenem und Gelesenem vermittelt wird (›Aphasie‹). Meist sind diese Zentren in der linken Gehirnhälfte gelegen (Ausnahme: bei einem Teil der Linkshänder). Schädigungen im Sprachzentrum führen dazu, dass Betroffenen Worte nicht mehr einfallen, Silben und Buchstaben vertauscht werden und keine Sätze gebildet werden können. Im Extremfall tritt ein totaler Sprachverlust ein. Analog zur Sprache ist auch das Schreiben beeinträchtigt. Oft ist zudem das Sprach- und Leseverständnis gestört. Betroffene können dann nur mehr Teile von dem verstehen, was ihnen mitgeteilt wird. Häufig sind Sprachstörungen auch mit dem Problem vergesellschaftet, dass einfache Handlungen nicht mehr regelrecht durchgeführt werden können. Diese Störung wird als Apraxie bezeichnet und ist vor allem bei Routinehandlungen wie Zähneputzen, Anziehen oder Körperpflege augenfällig. Wenn die Steuerung der Sprechmuskulatur, insbesondere die Koordination der vielen beteiligten Muskeln nicht mehr optimal funktioniert, kann es zu einer undeutlichen, verwaschenen Sprache kommen (›Dysarthrie‹). Das Abrufen der richtigen Worte, Grammatik und Satzbau sowie auch das Sprachverständnis sind dabei nicht beeinträchtigt.

» Als Folge eines Schlaganfalles kann die Wahrnehmung einer Körperhälfte und auch der gesamten Umwelt auf dieser Seite gestört sein (›Neglect‹).

5. Wahrnehmungsstörungen:

Als Folge eines Schlaganfalles kann die Wahrnehmung einer Körperhälfte und auch der gesamten Umwelt auf dieser Seite gestört sein (›Neglect‹). Dies führt dazu, dass Patienten Arm und Bein der betroffenen Seite vernachlässigen oder im Extremfall gar nicht mehr bewegen. Typisch ist, dass Patienten nur eine Seite des Tellers leer essen oder sich nur bis zur Mitte des Kinns rasieren. Diese Symptome können, wenn sie länger bestehen, die Rehabilitation erschweren. Ein Teil der Patienten ist aufgrund einer Wahrnehmungsstörung nicht in der Lage, ihre Defizite zu erkennen.

6. Schwindel und Gleichgewichtsstörungen:

Viele Menschen leiden an Schwindel. Die Ursachen sind mannigfaltig. Der Verdacht auf einen Schlaganfall besteht insbesondere dann, wenn der Schwindel plötzlich auftritt und länger andauert. Klassisch ist ein so genannter Drehschwindel (›wie im Karussell‹). Der Schwindel wird meist von Gleichgewichtsstörungen (›unsicherer torkelnder Gang‹) oder Koordinationsstörungen einer Hand (›Unfähigkeit, Dinge gezielt zu ergreifen‹) begleitet (›Ataxie‹). Zugrunde liegen meist Schlaganfälle im Stamm- oder Kleinhirn. Wenn zudem eine Bewusstseinsstörung vorliegt, kann dies auf einen Verschluss der hinteren Hauptschlagader (Basilarisarterie) hinweisen (Notfall!).

Betroffene nach einem Schlaganfall fühlen sich häufig müde und energielos. «

7. Kopfschmerzen:

Während plötzliche heftige Kopfschmerzen bei der Subarachnoidalblutung obligat und bei Hirnblutungen häufig sind, berichtet nur eine Minderzahl der Patienten mit ischämischem Schlaganfall über Kopfschmerzen. Bestehen diese bereits vor dem Ereignis, so kann dies hinweisend für eine Gefäßverletzung (›Dissektion‹) oder eine Gefäßentzündung sein.

8. Müdigkeit:

Betroffene nach einem Schlaganfall fühlen sich häufig müde und energielos. Alltägliche Verrichtungen erfordern ein größeres Maß an Anstrengung. Dies kann durch Bewegungsmangel, ungenügende Ernährung oder eine depressive Verstimmung hervorgerufen oder verstärkt werden.

9. Depression:

Bei vielen Schlaganfallpatienten – v.a. denjenigen mit bleibenden Defiziten – kommt es im Lauf der ersten Jahre zu einer depressiven Verstimmung. Diese kann selten direkte Folge des Schlaganfalles sein. Meist handelt es sich aber um eine Reaktion auf Erkrankung und Behinderung. Viele Patienten fühlen sich nicht mehr als gesunde und

» Nach einem Schlaganfall kann es mitunter zu Gedächtnisstörungen kommen und auch zu Problemen, neue Informationen zu behalten.

produktive Mitglieder der Gesellschaft. Auftreten und Ausmaß der Depression erschließen sich oft erst auf gezieltes Nachfragen. Richtiges und rasches Erkennen und Behandeln einer Depression sind von großer Bedeutung für die weitere Rehabilitation und Lebensqualität des Betroffenen.

Deshalb ist es wichtig, dass Sie Warnzeichen eines Schlaganfalles kennen und rasch handeln, wenn es zu solchen Symptomen kommt.

10. Emotionale Veränderungen:

Selten kann eine Schädigung bestimmter Gehirnregionen dazu führen, dass der Patient seine Emotionen nicht mehr richtig kontrollieren kann. Bei Betroffenen kann es ohne klar ersichtliche Auslöser zu Ausbrüchen von Ärger, Trauer oder Heiterkeit kommen. Diese Symptome zu kennen und zu wissen, dass sie nicht Ausdruck einer Geisteskrankheit, sondern Folge der Schädigung bestimmter Gehirnregionen sind, ist von großer Bedeutung für Angehörige und Pflegepersonen.

11. Gedächtnisprobleme:

Nach einem Schlaganfall kann es mitunter zu Gedächtnisstörungen kommen und auch zu Problemen, neue Informationen zu behalten. Derartige Beschwerden sind nach einem einzelnen Schlaganfall selten, bei wiederholten Schlaganfällen häufig. Weitere Hinweise dazu finden Sie im Abschnitt ›Gedächtnisprobleme‹.

12. Veränderungen der Persönlichkeit:

Als Folge des Schlaganfalles kann es dazu kommen, dass die Patienten weniger Kontrolle über ihre negativen und positiven Gefühle haben. Dies beeinflusst auch die Art und Weise des Umganges mit anderen Personen. So können die Patienten sehr impulsiv werden, starken Stimmungsschwankungen unterliegen oder sehr fordernd auftreten. Andererseits können sie auch indifferent und gleichgültig wirken.

Die Patienten sind sich der Auswirkungen dieser Veränderungen auf ihre Umgebung oft nicht bewusst. Mit solchen Veränderungen umgehen zu lernen, erfordert viel Zeit und Geduld für Angehörige und Pflegepersonen. Weitere Hinweise dazu finden Sie im Abschnitt ›Emotionale Aspekte für Patient und Familie‹.

1.4 Was tun bei neuerlichen Symptomen? Worauf muss ich achten?

Deshalb ist es wichtig, dass Sie Warnzeichen eines Schlaganfalles kennen und rasch handeln, wenn es zu solchen Symptomen kommt.

» Die Zukunft liegt in Ihren Händen! Auch bei rascher Rückbildung der Beschwerden sollten Sie unbedingt sofort einen Arzt aufsuchen. Schlaganfall ist Notfall!

Die wichtigsten Warnzeichen bzw. Symptome

1. **plötzliche Schwäche** oder Gefühlsstörungen einer Körperseite
2. **plötzlicher Sprachstörung** oder Schwierigkeiten Gesprochenes zu verstehen
3. **plötzliche Sehstörung** an einem Auge oder in einer Gesichtsfeldhälfte
4. **plötzliche auftretende** sehr heftige **Kopfschmerzen**
5. **Doppelbilder**
6. plötzliche einsetzender **Schwindel** mit **Gangunsicherheit**

Falls bei Ihnen derartige Symptome auftreten, sollten Sie umgehend die Rettung benachrichtigen (Rufnummer 144). Sie sollten nicht abwarten, ob sich die Symptome von selbst zurückbilden. Auch bei rascher Rückbildung der Beschwerden sollten Sie unbedingt sofort einen Arzt aufsuchen.

Die Folgen eines Schlaganfalles hängen sehr stark davon ab, ob rechtzeitig die notwendigen Therapien durchgeführt werden. Innerhalb von drei Stunden (und in manchen Fällen auch länger) kann das Gerinnsel aufgelöst werden (›Lysetherapie‹). Die Zukunft liegt in Ihren Händen! Schlaganfall ist Notfall!

Bei optimaler Behandlung und Rehabilitation können viele Schlaganfallpatienten wieder völlig gesund werden oder sich zumindest soweit erholen, dass ein selbständiges Leben wieder möglich wird. «

1.5 Folgen eines Schlaganfalles

Das Gehirn ist die Steuerzentrale für all unser Tun. Eine Schädigung des Gehirns kann die Art beeinflussen, wie sich jemand bewegt, fühlt, verhält, spricht oder denkt. Auch wenn in den ersten Tagen nach dem Schlaganfall zahlreiche Defizite bestehen, können viele Betroffene wieder völlig genesen oder sich zumindest soweit erholen, dass sie ein selbständiges Leben führen können. Auch im Fall einer schweren Behinderung können oft wichtige Funktionsverbesserungen erzielt werden, die ein erfülltes Leben im Verbund der Angehörigen ermöglichen. In diesem Fall ist ein funktionierendes Netzwerk aus Familie, pflegerischer und sozialer Versorgung besonders bedeutsam.

Die Heilungsprozesse nach einem Schlaganfall können durch gezielte Rehabilitationsmaßnahmen entscheidend unterstützt und beschleunigt werden. Familie, Freunde und Verwandte können dem Betroffenen hierbei eine wertvolle Unterstützung sein. Nur ein kleiner Teil der Patienten bleibt nach einem Schlaganfall dauerhaft pflegebedürftig (Pflegeheim).

1.6 Wie sind die Aussichten auf Erholung?

Die Aussichten auf Erholung nach dem Schlaganfall hängen von zahlreichen Umständen ab. Hierzu gehören die Größe des Schlaganfalles, dessen Ursache, das Lebensalter und verschiedene Begleiterkrankungen.

» Durch die Schaffung von Schlaganfalleinheiten und die besseren Therapiemöglichkeiten hat sich die Aussicht auf gute Erholung nach einem Schlaganfall in den letzten Jahren deutlich verbessert.

Entscheidend für eine gute Erholung sind das rasche Eintreffen des Patienten im Krankenhaus und ein optimales Management in den ersten Stunden und Tagen, sowie in weiterer Folge eine frühzeitige und konsequente neurologische Rehabilitation.

Die Akuttherapie findet im Regelfall an der Schlaganfalleinheit statt

Die Akuttherapie findet im Regelfall an der Schlaganfalleinheit statt, an der ein speziell ausgebildetes und erfahrenes Team eine optimale Abwicklung der notwendigen Untersuchungen und rasche Durchführung moderner Therapieverfahren garantiert. Ziel der Behandlung ist die Wiedereröffnung des verlegten Gefäßes. Hierfür kann innerhalb der ersten drei Stunden die Lysetherapie eingesetzt werden. Aufgrund der intensiven Betreuung und Überwachung können Komplikationen nach einem Schlaganfall früh erkannt oder meist überhaupt verhindert werden.

Ziel der Behandlung ist die Wiedereröffnung des verlegten Gefäßes.

Durch die Schaffung von Schlaganfalleinheiten und die besseren Therapiemöglichkeiten hat sich die Aussicht auf gute Erholung nach einem Schlaganfall in den letzten Jahren deutlich verbessert. Derzeit werden bei optimaler Therapie und Rehabilitation drei von fünf Patienten mit Schlaganfall wieder vollständig oder nahezu vollständig gesund. Allerdings benötigt der Heilungsprozess oft drei Monate und länger und bedeutet für Patienten und Angehörige eine große Belastung und viele Entbehrungen.

?

Derzeit werden bei optimaler Therapie und Rehabilitation drei von fünf Patienten mit Schlaganfall wieder vollständig oder nahezu vollständig gesund.

1.7 Welche Fragen habe ich noch vor der Entlassung?

»Ich hätte nie gedacht, dass ich wieder so weit kommen werde.«

Karen G., 40 Jahre

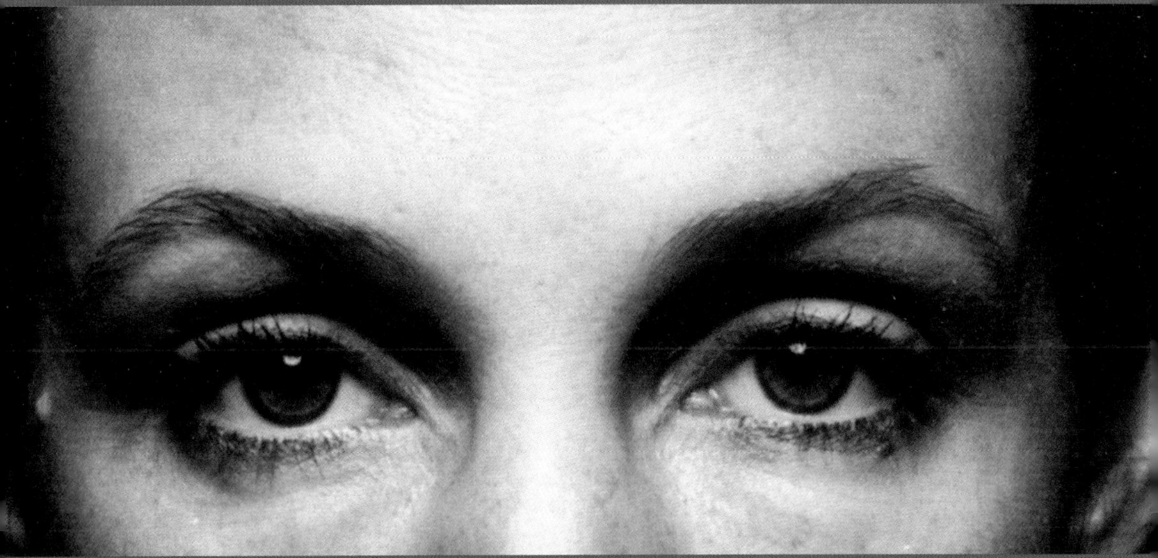

II. Rehabilitation

» Neben den körperlichen Beschwerden sind Auswirkungen im seelischen Bereich sowie im Privatleben und am Arbeitsplatz möglich.

2. Rehabilitation

Wie kann ich mit den Folgen des Schlaganfalles umgehen?

Durch den Schlaganfall kann es zu einer Reihe von körperlichen Beschwerden und Einschränkungen kommen. Es bestehen häufig auch Auswirkungen im seelischen Bereich. Schließlich kann ein Schlaganfall Folgen im sozialen Bereich, im Privatleben und am Arbeitsplatz haben. In den folgenden Abschnitten sollen neben bestimmten Rehabilitationsmaßnahmen auch einige mögliche Schlaganfallfolgen und der Umgang mit diesen angesprochen werden. Weiters erhalten Sie Informationen zu Hilfsmöglichkeiten durch soziale Dienste und Informationen zu Schlaganfall-Selbsthilfegruppen.

2.2 Die Schlaganfall-Rehabilitation

Die Rehabilitation beginnt bereits am ersten Tag nach dem Schlaganfall.

Wenn es zu einem Schlaganfall gekommen ist, ist nicht nur die Akuttherapie entscheidend. Sobald sich der Patient nach einem Schlaganfall stabilisiert hat, wird möglichst früh mit einem breiten Spektrum an Rehabilitationsmaßnahmen begonnen. Ziel ist es, Folgeschäden so gering wie möglich zu halten (z.B. Muskelverkürzungen, Schulterge-

Wichtig für den Erfolg der Rehabilitationsmaßnahmen ist die Zusammenarbeit zwischen Ärzten, Therapeuten und anderen Berufsgruppen. «

lenksluxationen, etc), und die früheren Fähigkeiten möglichst rasch wieder herzustellen. Diese Maßnahmen beginnen in der Regel bereits am ersten Tag im Krankenhaus und werden oft auch noch nach der Entlassung weitergeführt (›ambulante Rehabilitation‹). Bei schweren Schlaganfällen schließt sich an den Spitalsaufenthalt in den meisten Fällen ein mehrwöchiger Rehabilitationsaufenthalt im speziell hierfür eingerichteten Rehabilitationszentrum an. Rehabilitationsmaßnahmen können mitunter auch noch Jahre nach einem Schlaganfall sinnvoll sein und zu weiteren Verbesserungen führen.

> PFLEGE

Die Arbeit der Pflege steht unter dem Motto ›Hilfe zur Selbsthilfe‹. Der Grundgedanke ist, dass der Patient seine Genesung am besten unterstützt, indem er trotz Behinderung so selbständig wie möglich seine Aktivitäten plant, durchführt oder steuert. Den Pflegekräften kommt auch die wichtigere Aufgabe zu, die täglichen Probleme zu dokumentieren und dem gesamten Therapeutenteam als wichtige Information zur Verfügung zu stellen. Besonders wichtig sind auch pflegerische Maßnahmen zur Vermeidung von Komplikationen und Sekundärschäden (z.B. richtige Lagerung des gelähmten Armes).

> ÄRZTE

Neben einer bestmöglichen medizinischen Behandlung von Schlaganfallpatienten kommt den Ärzten die Aufgabe der Koordination des Rehabilitationsteams und der Festlegung von Rehabilitationszielen und

» Die Physiotherapeuten helfen dem Patienten, Gleichgewicht und Koordination zu verbessern und Bewegungen wiederzuerlernen, die für das Sitzen, Stehen und Gehen wichtig sind.

zeitlichen Rahmenbedingungen zu. Rehabilitationsmethoden werden in enger Zusammenarbeit mit den Therapeuten bestimmt. Auch ist es Aufgabe der Ärzte, den Rehabilitationserfolg zu überwachen.

> PHYSIOTHERAPEUTH

Bei Schlaganfallpatienten kommt es oft zu einem Verlust des bisherigen Körpergefühles (veränderte Wahrnehmung der Körperachse, Störung von Gleichgewichts- und Positionsempfinden). Dies kann dazu führen, dass sich die Aufmerksamkeit ganz auf die nicht betroffene Körperhälfte konzentriert und alle Aktivitäten mit dieser Seite ausgeführt werden. Ein häufiges Problem ist auch die zunehmende Ausbildung von Spastik (gesteigerte Muskelspannung) in der gelähmten Körperhälfte. Während dies bei schweren Lähmungen gezielt zum Wiedererlangen der Gehfähigkeit eingesetzt werden kann, führt eine unkontrollierte Spastik zu Muskelverkürzungen, Gelenksversteifungen und Funktionseinbussen. Durch eine gezielte, individuell auf die Person abgestimmte, Therapie (häufig nach der Bobath Methode) arbeitet die Physiotherapie auf die Wiedergewinnung, Verbesserung und Erhaltung der Mobilität (Beweglichkeit) hin.

Die **Physiotherapeuten** helfen dem Patienten, Gleichgewicht und Koordination zu verbessern und Bewegungen wiederzuerlernen, die für das Sitzen, Stehen und Gehen wichtig sind. Dabei achten sie speziell darauf, die Spastik zu kontrollieren und Fehlbelastungen von Gelenken zu vermeiden. Falls erforderlich, wird der richtige Um-

Ergotherapeuten konzentrieren sich auf das Erlernen von Alltagsfertigkeiten wie Waschen, Rasieren, Ankleiden oder Essen «

gang mit mechanischen Hilfsmittel wie Rollstuhl, Schienen, Gehgestell (›Rollator‹) und Stock geschult. Diese Geräte werden auf Verschreibung von den Sozialversicherungen zur Verfügung gestellt.

> LOGOPÄDIE

Logopäden arbeiten mit Schlaganfallpatienten, die eine Schädigung des Sprachzentrums im Gehirn erlitten haben. Auch die Behandlung von Sprechstörungen, Schluckstörungen und gestörtem Atemrhythmus fällt in ihren Tätigkeitsbereich. Entsprechende Therapiemaßnahmen sind oft längerfristig notwendig und können von Angehörigen nach einer Schulung und unter entsprechenden Anweisungen unterstützt werden.

> ERGOTHERAPEUTH

Ziel der **Ergotherapie** ist die Schulung körperlicher und geistiger Fähigkeiten zur Wiederherstellung bzw. zur Erhaltung der Selbstständigkeit von Patienten im persönlichen und sozialen Bereich. Ergotherapeuten konzentrieren sich auf das Erlernen von Alltagsfertigkeiten wie Waschen, Rasieren, Ankleiden oder Essen, (z.B. Besteckgebrauch). Auch hierbei wird ein an die jeweiligen Einschränkungen angepasster Einsatz von Hilfsmitteln erarbeitet. So können z.B. bei dauerhafter Lähmung eines Armes eine ganze Reihe von Einhänder-Hilfsmitteln gute Dienste leisten.

Ihr Ergotherapeut kann Sie hilfreich beraten.

» An der Umsetzung dieser Programme sind das ganze Rehabilitationsteam und die Angehörigen beteiligt.

> SOZIALARBEITER

Sozialarbeiter unterstützen die Organisation aller notwendigen Maßnahmen, die für ein Leben nach der Krankenhausentlassung wichtig sind. Es gibt z.B. die Möglichkeit, Wohnungen und Häuser speziell zu adaptieren, um Schlaganfallpatienten ein möglichst unabhängiges Leben zu ermöglichen. Manchmal bedarf es einer Hauskrankenpflege oder anderen personellen oder organisatorischen Unterstützungen (Essen auf Rädern, etc).

> NEUROPSYCHOLOGE

Häufig treten bei Schlaganfallpatienten Aufmerksamkeitsstörungen auf.

Ein Schlaganfall kann auch zu **neuropsychologischen Störungen** führen. Häufig treten bei Schlaganfallpatienten Aufmerksamkeitsstörungen auf. Viele Patienten reagieren auf äußere Reize verlangsamt, haben Probleme mit der Konzentration, können nicht gleichzeitig zwei Dinge zugleich tun und ermüden nach längerer Beanspruchung rasch. Nicht selten verbergen sich hinter einer vom Patienten geschilderten Vergesslichkeit in Wirklichkeit Aufmerksamkeitsprobleme. Diese können durch entsprechende Testungen festgestellt und einer geeigneten Therapie zugeführt werden. Auch bei Gedächtnisproblemen, Wahrnehmungsstörungen, Orientierungsstörungen sowie bei gestörten planerischen Fähigkeiten erstellen erfahrene Neuropsychologen Therapie- und Trainingsprogramme. An der Umsetzung dieser Programme sind das ganze Rehabilitationsteam und die Angehörigen beteiligt.

Das Wiedererreichen von Selbständigkeit und eigenständiger Mobilität ist ein vorrangiges Ziel der Schlaganfallrehabilitation. «

2.3 Mögliche Einschränkungen nach einem Schlaganfall

Wie eingangs erwähnt, werden bei frühzeitigem Eintreffen im Krankenhaus sowie einer optimalen Therapie und Rehabilitation drei von fünf Schlaganfall Patienten wieder vollständig oder fast vollständig gesund. Bei den übrigen Patienten - hier handelt es sich meist um solche mit schweren Schlaganfällen - kommt es zu dauerhaften Einschränkungen. In den nachfolgenden Kapiteln werden die wichtigsten Einschränkungen angesprochen und der Umgang mit ihnen diskutiert.

2.4 Einschränkung der Mobilität und Selbständigkeit

> HILFSMITTEL FÖRDERN DIE MOBILITÄT

So gibt es eine Vielzahl von Hilfsmitteln, um die Mobilität zu fördern. Allerdings sollte man sich längerfristig nicht zu sehr auf die kleinen Helfer verlassen. Oft sind spezielle Hilfsmittel nur für einen **begrenzten Zeitraum sinnvoll und notwendig.** Wird die Mobilität besser, kann darauf wieder verzichtet werden. Das gilt z.B. für Rollstühle, die anfangs den Aktionsradius deutlich erhöhen und mit zunehmendem Wiedererreichen der Gehfähigkeit nicht mehr benötigt werden. Die **Anpassung der Hilfsmittel** sollten immer von Fachleuten vorgenommen werden - in der Regel einem Team aus Arzt, Physiotherapeut und Spezialisten des Orthopädischen Fachhandels.

Oft sind spezielle Hilfsmittel nur für einen **begrenzten Zeitraum sinnvoll** und notwendig.

> GEHSTÖCKE

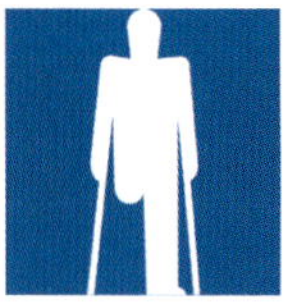

Gehstöcke sollten erst dann zum Einsatz kommen, wenn bereits ein zufrieden stellendes Gangbild erreicht und nur noch eine Balancehilfe zur Steigerung des Sicherheitsgefühls erforderlich ist. Geeignet ist ein so genannter **Vierpunktstock** – ein Leichtmetallstock mit vier Füßen. Es ist zu beachten, dass bei jeder Anwendung von Stützhilfen der **Körperschwerpunkt** des Patienten auf die gesunde Seite verlagert wird und dadurch ein **unphysiologisches Gangmuster** entstehen kann. Bei bleibender Sturzneigung kann ein Rollator (Gehbock mit zwei Räder) gute Dienste leisten und längere Gehstrecken (z.B. für Erledigungen und Einkäufe) ermöglichen.

> ROLLSTUHL

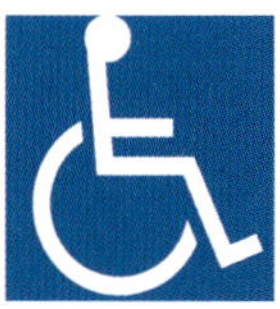

Ist ein Rollstuhl längerfristig nötig, dann muss er **individuell angepasst** sein. Sitzhöhe, -breite und -tiefe sowie die Form der Fußstützen und der Rücken- und Armlehnen müssen richtig eingestellt sein. Wenn Patienten dauerhaft auf einen Rollstuhl angewiesen sind, kann die Mobilität durch spezielle Ausstattungen und Vorrichtungen optimiert werden (elektrische Rollstühle, **durchsichtige Rollstuhltische** etc).

Ist ein Rollstuhl längerfristig nötig, dann muss er individuell angepasst sein.

> HILFSMITTEL IN HAUSHALT UND FREIZEIT

Bei einer bleibenden **Halbseitenlähmung** sollte immer auch die betroffene Hand, soweit möglich, mit eingesetzt werden. Gut für Arbeiten am Tisch ist eine **Anti-Rutsch-Unterlage.** Sie dient dazu, ein Wegrutschen von Geräten (z.B. Telefon) zu verhindern und eignet sich auch als Schreibunterlage. Diese Unterlage ist ebenso wie speziell adaptierte Küchengeräte (Schraubverschlussöffner, Küchenreiben, Essbesteck, Kartoffelschäler oder Fixierbretter) im Sanitätshandel, in Kaufhäusern oder Haushaltswarenfachgeschäften zu bekommen.

Röhrenförmige Griffverdickungen sind notwendig bei Störungen der Feinmotorik. Sie können über schlecht zu greifende Gegenstände wie Stifte oder Schlüssel gestülpt werden. Wenn nötig, gibt es auch **Greifhilfen,** um Gegenstände außerhalb der normalen Reichweite erreichen zu können. Menschen, die gerne schreiben, sollten sich eine **Schreibmaschine** oder einen **Computer** anschaffen – Lehr- und Arbeitsbücher für das einhändige Schreiben gibt es im Handel.

Röhrenförmige Griffverdickungen sind notwendig bei Störungen der Feinmotorik.

Bei Schwierigkeiten mit einem normalen **Telefon** bieten sich Geräte an, die ein Halten des Hörers unnötig machen, wie z.B. solche mit einer **Freisprechanlage.**

> HOBBYS

Hobbys können oft trotz Behinderung weiter verwirklicht werden. Für passionierte Kartenspieler gibt es z.B. einfache Karten-Haltevorrichtungen. Auch ›**Alltagstricks**‹ helfen manchmal: Reißverschlüsse lassen sich von einem Halbseitengelähmten problemlos schließen, wenn am unteren Ende eine Schlaufe angebracht wird.

Mit Hilfe der Schlaufe kann die kranke Hand den Reißverschluss festhalten, während ihn die gesunde Hand hochzieht. Hilfreich können auch Schuhe mit Klettverschlüssen und Einfädelhilfen für Knöpfe sein.

> Nach einem Schlaganfall haben manche Patienten Schwierigkeiten, zu sprechen oder Sprache zu verstehen. Dies bezeichnet man als Aphasie. «

2.5 Sprachstörungen | Aphasie

Nach einem Schlaganfall haben manche Patienten Schwierigkeiten, zu sprechen oder Sprache zu verstehen. Dies bezeichnet man als Aphasie.

Es gibt zwei Arten der Aphasie, die motorisch-expressive und die sensorische Aphasie. Bei der ersten Form wissen die Betroffenen, was sie sagen möchten, aber sie schaffen es nicht, die richtigen Worte abzurufen und normale Sätze zu bilden. Schreiben ist ebenfalls nicht möglich. Patienten mit einer sensorischen Aphasie können nicht oder nur zum Teil verstehen, was ihnen gesagt wird.

Ein Patient mit einer Aphasie hat nicht seine Intelligenz oder seinen Verstand eingebüßt, sondern kann nicht mehr sagen, was er denkt oder verstehen, was ihm gesagt wird. Häufig leiden Patienten sehr darunter. Bei einem guten Teil der Patienten wird sich die Aphasie innerhalb einiger Monate bessern oder ganz zurückbilden. Bleibt die Aphasie dauerhaft bestehen, lernen die meisten Patienten mit dem erhaltenen Wortschatz, mit Gestik und Körpersprache effektiv mit Angehörigen und Freunden zu kommunizieren.

Kommunikation trotz Aphasie – Tipps für Angehörige

- Benützen Sie kurze einfache Sätze. Auch Gesten oder Bilder können helfen, Gewünschtes auszudrücken. Sprechen Sie langsam.
- Stehen Sie so, dass der Patient Sie und Ihre Lippenbewegungen sowie Gestik sehen kann.
- Geben Sie dem Patienten genügend Zeit zum Antworten. Ist die Sprache deutlich beeinträchtigt, stellen Sie Fragen, die mit ›Ja‹ oder ›Nein‹ beantwortet werden können.
- Denken Sie daran, dass es für Personen mit Aphasie leichter ist, etwas zu verstehen, wenn nur eine Person spricht.
- Versuchen Sie Hintergrundlärm zu reduzieren (z.B. Fernsehen oder Radio). Geben Sie nicht vor, etwas zu verstehen, sondern sind Sie besser ehrlich und

sagen: ›Es tut mir leid. Ich habe Sie nicht verstanden. Versuchen wir es später nochmals.‹
Unterstützen Sie den Patienten, seinen Lieblingsbeschäftigungen weiter nachzugehen. Während das bei einigen Aktivitäten unverändert möglich sein wird, lässt sich für andere vielleicht ein Ersatz finden (z.B. Bücher auf CD anhören).

- Arbeiten Sie eng und in regelmäßigen Abständen mit dem betreuenden Arzt und Logopäden zusammen, um die Kommunikationsfähigkeiten zu kontrollieren und womöglich noch weiter zu verbessern.

- Bedenken Sie, dass ein Patient möglicherweise Freunde und Bekannte nicht sehen möchte, bis sich seine Kommunikationsfähigkeit verbessert hat. Respektieren Sie diesen Wunsch, aber versuchen Sie auch die Möglichkeiten, andere Personen zu treffen, zu verbessern.

- Bedenken Sie vor allem, dass Personen mit einer Aphasie genau so intelligent sind wie zuvor. Behandeln Sie sie entsprechend.

» Schluckstörungen gehören zu den häufigen Problemen nach einem Schlaganfall und können wenn unerkannt oder nicht ausreichend beachtet, zu Mangelernährung und anderen Komplikationen führen.

2.6 Schluckstörungen

Probleme bei Essen und Trinken

Durch **Lähmungen von Gesichts-, Zungen- und Schlundmuskulatur sowie Koordinationsstörungen beim Schluckakt können gravierende** Probleme beim Essen und Trinken auftreten. Essensreste bleiben in der Backentaschen oder am Zungengrund liegen, der Patient **verschluckt** sich häufig (›Aspiration‹), oder kann den Schluckakt gar nicht auslösen.

Verschlucken kann zu Atemstörungen und Lungenentzündungen führen, insbesondere wenn Schutzreflexe, wie der Hustenreflex, nicht funktionieren. Es gibt zahlreiche Übungen, die Patient und pflegende Personen zur **Verbesserung der Mund- und Zungenbewegungen** durchführen können:

Bewegungsübungen für Mund und Zunge

Um die Wahrnehmung von Reizen zu verbessern, werden mit dem Finger oder einem Spatel die Innenseite der Wangen, Gaumen, Zunge und Lippen berührt und stimuliert. Diese Reize können durch Eisanwendungen oder Wattestäbchen, die mit Zitronensaft beträufelt sind, verstärkt werden. Weiters werden Bewegungsübungen mit der Zunge durchgeführt (z.B. Lippen, Gaumen und Zahnreihen ablecken; in verschiedenen Richtungen gegen den Spatel drücken).

Ratschläge bei Schluckstörungen:

- Nehmen Sie kleine Bissen.
- Kauen Sie auf der stärkeren Seite des Mundes.
- Reinigen Sie Mund und Rachen nach jedem Bissen.
- Entfernen Sie in der Wange liegen gebliebene Essensreste mit einem Finger (unter Umständen mit Hilfe eines Spiegels).
- Sprechen Sie nicht beim Kauen.
- Putzen Sie Ihre Zähne und spülen Sie Ihren Mund nach jeder Mahlzeit (optimale Mundhygiene).

Beim Essen ist eine **gerade Sitzhaltung** wichtig. Ist es schwierig, allein gerade zu sitzen, hilft ein Kissen oder eine Decke im Rücken. **Gefüttert** werden sollte wirklich nur, wenn es unbedingt erforderlich ist.

» Bei schweren Schluckstörungen ist die Mundhygiene besonders wichtig.

Art der Ernährung:

Die Konsistenz der Nahrung ist wichtig, z.B. sind weiche Nahrungsmittel leichter zu schlucken als Flüssigkeiten: Sie können versuchen:

- **Flüssigkeiten einzudicken**
  (mit käuflichen Verdickungsmitteln oder Stärke).
- **Harte Nahrungsmittel weicher machen**
  Nahrungsmittel klein schneiden oder pürieren.

Andere Probleme beim Essen:

Manche Patienten haben Probleme beim Schneiden des Essens, Halten eines Glases oder Öffnen von Behältern. Lassen Sie sich nicht entmutigen, wenn Ihnen das passiert. Es kann eine gewisse Zeit benötigen, den Umgang mit Besteck und Geschirr wieder zu erlernen oder neue Wege dafür zu finden. Es gibt auch spezielle Hilfsmittel wie z.B. Schaukelmesser, Schnabeltassen, Plastikkränze für Teller und spezielle Besteckgriffe. Ihr Ergotherapeut kann Sie hilfreich beraten.

Maßnahmen bei schweren Schluckstörungen

Bei schweren Schluckstörungen besteht die Gefahr, dass Speisen und Erbrochenes in die Lunge geraten und eine Lungenentzündung verursacht wird. Im Extremfall kann selbst der eigene Speichel nicht angeschluckt werden. In diesen Fällen besteht absolutes Schluckverbot, Schlucktraining darf nur unter Aufsicht des Logopäden erfolgen. Hat der Patient länger andauernde **gravierende** Schluckstörungen, erfolgt die Ernähung über Katheter, die in die obere Hohlvene gelegt werden, über Magensonden oder eine Sonde, die durch die Bauchhaut in den Magen gelegt wird (PEG). Eine PEG Anlage erfolgt risikoarm über eine Magenspiegelung. Über eine Magensonde oder PEG können spezielle Sondennahrung, Flüssigkeit (z.B. Tee) und gemörserte Medikamente verabreicht werden.

Geduld und Verständnis sowie auch ein gezieltes Gedächtnistraining sind erforderlich, um diese Fähigkeiten wiederzuerlangen.

Bei schweren Schluckstörungen ist die Mundhygiene besonders wichtig. Nahrungsreste bleiben liegen, weil die Zunge nicht mehr reinigend wirken kann. In solchen Fällen muss die **Mundhöhle regelmäßig inspiziert** werden. Es kann zu Druckgeschwüren durch Prothesen und zu Infektionen im Mund kommen

2.7 Gedächtnisprobleme

Kommt es nach einem Schlaganfall immer zu Gedächtnisproblemen?

Nein! Gedächtnisstörungen nach einem einzelnen Schlaganfall sind selten und treten vor allem dann auf, wenn das Gedächtniszentrum betroffen ist. Bei wiederholten Schlaganfällen oder Kleingefäßerkrankungen sind Lern- und Gedächtnisfähigkeit jedoch häufig beeinträchtigt.

» Insbesonder betroffen sein kann die Fähigkeit, sich neue Inhalte zu merken

Betroffen sein kann das Altgedächtnis und/oder das Neugedächtnis. Das Altgedächtnis ist das Gedächtnis für frühere Ereignisse und Fertigkeiten, die vor dem Schlaganfall erlebt bzw. erlernt wurden.

Das Neugedächtnis betrifft Dinge und Situationen, die nach dem Schlaganfall abgelaufen sind. So können bei einer isolierten Störung des Neugedächtnisses Begebenheiten, die Jahre zurückliegen, gut erinnert werden, während der Betroffene nicht weiß, was er am selben Tag gefrühstückt hat. Geduld und Verständnis sowie auch ein gezieltes Gedächtnistraining sind erforderlich, um diese Fähigkeiten wiederzuerlangen.

Besonders wichtig ist ein vertrauensvoller Kontakt mit dem betreuenden Arzt.

Wie beeinflusst die Aufmerksamkeitsspanne die Leistungsfähigkeit?

Die Aufmerksamkeitsspanne beschreibt, wie viele Informationsteile einer Nachricht oder Situation behalten werden können. Schlaganfallpatienten haben oft eine verminderte Aufmerksamkeitsspanne, sodass sie nur wenige Teile einer komplizierten Nachricht richtig verarbeiten.

- Sprechen Sie in kurzen Sätzen.
- Halten Sie Ihre Nachricht kurz und der Aufmerksamkeitsspanne angepasst.
- Präsentieren Sie neue Information Stück für Stück und nicht zu viel auf einmal.
- Lassen Sie den Betroffenen die Information in seinen eigenen Worten wiederholen.
- Lassen Sie den Betroffenen einen Schritt einer Handlung beenden, bevor er zum nächsten übergeht.
- Setzen Sie den Betroffenen nicht unter Druck, wenn er müde ist.
- Benützen Sie Gedächtnishilfen wie z.B. Terminkalender oder Notizen.

Als betreuende Person können Sie auf folgende Weise hilfreich sein: Warum ist manchmal auch das Problemlösen betroffen?

Die Planung und das Durchführen von neuen Handlungen, wie dies beim Problemlösen notwendig ist, sind komplexe Aktivitäten, die neben einer hohen Aufmerksamkeit und guten Gedächtnisleistung auch eines guten Vorstellungsvermögens und einer ausreichenden Entscheidungsfähigkeit bedürfen.

Nach einem Schlaganfall können Schwierigkeiten bestehen, sich an neue Erfordernisse anzupassen. Auch die Urteilskraft kann beeinträchtigt sein. Meist sind diese Störungen vorübergehend oder gezielten Rehabilitationsmaßnahmen zugänglich.

- Tun Sie nicht mehrere Dinge gleichzeitig.
- Führen Sie Aufgaben in kleinen Schritten aus.
- Handeln Sie nicht unüberlegt – halten Sie inne und denken Sie nach, bevor Sie eine neue Aufgabe beginnen.

Nach einem Schlaganfall tritt bei vielen Patienten eine depressive Verstimmung auf. «

Die folgenden Dinge könnten Ihnen helfen:

- Führen Sie einen täglichen Kalender und halten Sie einen regelmäßigen Tagesablauf ein.
- Fragen Sie Ihren Therapeuten oder Arzt nach weiteren Anregungen oder Übungen.

Werden die Gedächtnis- und Denkprobleme vorübergehen?

Einige Schlaganfallpatienten leiden dauerhaft an Gedächtnis- und Denkproblemen. Im Allgemeinen kommt es jedoch zu deutlichen Verbesserungen oder einer vollständigen Rückbildung der anfänglichen Probleme. Je vertrauter Ihnen neue Aufgaben werden, umso einfacher werden sie für Sie sein. Vor allem Geduld ist wichtig. Das Denken ist unsere komplexeste Aktivität, deshalb benötigen Heilungsprozesse oft länger als bei anderen Störungen.

2.8 Depression

Dies ist meist eine Reaktion auf die schwere Erkrankung, kann aber auch direkte Folge der Gehirnschädigung sein. Viele Patienten sind

» Besonders wichtig ist ein vertrauensvoller Kontakt mit dem betreuenden Arzt.

deprimiert, weil sie sich minderwertig fühlen und an vielen Aktivitäten des Lebens nicht mehr teilnehmen können. Meist kann durch geeignete medikamentöse und/oder psychologische Therapiemaßnahmen sowie durch Hilfe beim Umgang mit Behinderungen eine deutliche Besserung von Stimmung, Antrieb und Lebensfreude erreicht werden. Besonders wichtig ist ein vertrauensvoller Kontakt mit dem betreuenden Arzt. Verschweigen Sie ihre Sorgen und Ängste nicht! Eine geeignete medikamentöse Therapie verbessert die Lebensqualität und hilft längerfristig auch das Herzinfarktrisiko zu senken.

Verschweigen Sie ihre Sorgen und Ängste nicht!

2.9 Schmerzen nach einem Schlaganfall

Länger bestehende Lähmungen können Schmerzen verursachen. Durch den Nicht-Gebrauch eines Armes oder Beines kann es bei falscher Lagerung und mangelnder Bewegungstherapie zu Verhärtungen und Verkürzungen der Muskulatur kommen. Folge sind Einschränkungen der Gelenksbeweglichkeit und im Extremfall Gelenksversteifungen (›Kontrakturen‹). Kontrakturen können sehr schmerzhaft sein und die Rehabilitation erschweren.

Ein weiteres Problem ist die so genannte Spastik – eine Steigerung der Muskelsteifigkeit – die sich in den gelähmten Extremitäten oft mit einer Latenz von Tagen bis Wochen nach dem Schlaganfall entwickelt. Schmerzen treten dann vor allem bei Bewegung auf. Physiotherapie und Alltagsaktivitäten können dadurch erschwert werden.

Schmerzen nach einem Schlaganfall entstehen überwiegend als Folgen von Lähmungen und Behinderungen (Folgeschäden) und sind meist vermeidbar. «

Eine schmerzhafte Schulter ist ein weiteres häufiges Problem, das bei Lähmungen am Arm auftreten kann. Durch das Herabhängen des gelähmten Armes wird die Schultermuskulatur und Gelenkskapsel gedehnt, und manchmal auch das Schultergelenk ausgekegelt (luxiert). Um dem vorzubeugen, sollte der gelähmte Arm beim Sitzen richtig gelagert werden. Als ›eingefrorene Schulter‹ wird eine schmerzhafte Versteifung des Schultergelenks bezeichnet, die mit einem völligen Funktionsverlust des Armes einhergeht und auf übliche Schmerzmittel kaum anspricht.

Wie können Sie den Schmerz vermindern?

Ein gelähmter Körperteil muss regelmäßig und frühzeitig bewegt werden, um oben angeführte Probleme und Verkürzungen von Muskel, Sehnen und Bänder hintan zu halten (›Passive Bewegungsübungen‹). Dies erfolgt durch geschulte Therapeuten unter Anwendung eines sanften Zuges. Wichtig ist eine richtige Lagerung des betroffenen Armes oder Beines. Erlauben Sie niemandem, Sie am betroffenen Arm oder der Schulter aufzuziehen oder aufzuheben.

Ein gelähmter Körperteil muss regelmäßig und frühzeitig bewegt werden

In seltenen Fällen können Schmerzen auch durch Schädigung eines bestimmten Hirnareals hervorgerufen werden, das Thalamus genannt wird und in der Tiefe gelegen ist. Die Schmerzen betreffen dann eine ganze Körperhälfte (exakt bis zur Mittellinie) und werden als brennend beschrieben. Am besten helfen in diesem Fall spezielle Medikamente.

Was sollen Sie tun, wenn der Schmerz stärker wird?

- Informieren Sie Ihren Arzt und Therapeuten über die Schmerzen.
- Schmerzen können durch gezielte Physiotherapie und, wenn notwendig, Medikamente verringert werden.
- Oft lassen die Schmerzen parallel zum Wiedererlangen der Bewegungsfähigkeit nach.

Fragen an meine/n Ärztin/Arzt

» Es war ein langer Weg. Ohne die Hilfe meiner Familie wäre ich nie so weit gekommen.«

Josef R., 66 Jahre

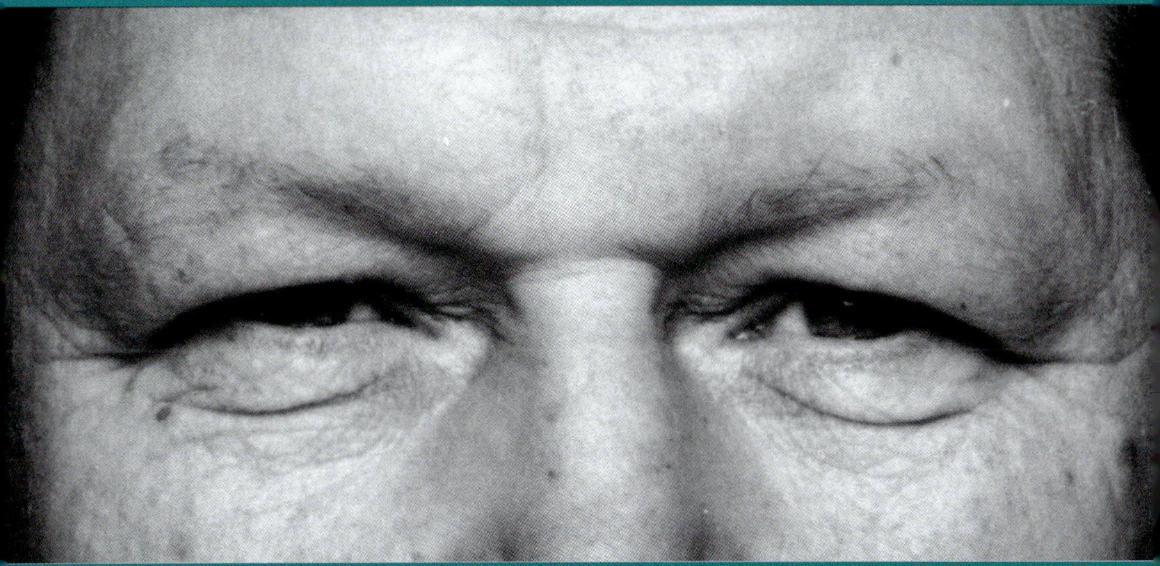

III. Reintegration & Selbsthilfe

» Nach einem Schlaganfall kann es nötig werden, in Ihrem Heim Veränderungen vorzunehmen, die es Ihnen erleichtern, sich frei zu bewegen und ein selbständiges Leben zu führen.

3. Reintegration und Selbsthilfe

Die in den folgenden Kapiteln behandelten Themen sind vor allem für jene Patienten von Interesse, die sich nicht vollständig von ihrem Schlaganfall erholen. Für Schlaganfallpatienten, die sich sehr gut erholen, sind die Kapitel Sport, Reisen und Autofahren von möglichem Interesse.

3.1 Maßnahmen zu Hause – Wohnraum

Im einfachsten Fall kann es genügen, Möbel und Haushaltsgeräte zu verschieben. Es kann aber auch sein, dass in fast jedem Raum Änderungen durchgeführt werden müssen. Manchmal ist es nötig, spezielle Geräte zu kaufen, um das Leben zu Hause einfacher zu machen. Diese Vorrichtungen und die Beratung, wie man die Anpassungen am besten vornehmen kann, erhält man im medizinisch-orthopädischen Fachhhandel und bei den Sozialstellen von Bezirkshauptmannschaft oder Magistrat. Besprechen Sie mit Ihrem Arzt und Ihrem Therapeuten, welche Anpassungen sinnvoll sind und wie diese am besten bewerkstelligt werden können.

Viele Anpassungen sind nicht teuer und einfach vorzunehmen. Um finanzielle Unterstützung kann man bei Krankenkassen und

Sowohl für den Patienten als auch für die pflegenden Personen ist es wichtig, den Wohn- und Lebensraum so zu gestalten, dass der Schlaganfall Patient möglichst unabhängig von der Hilfe anderer leben kann. «

sozialen Einrichtungen ansuchen (siehe auch den Abschnitt ›Nützliche Kontaktstellen und Telefonnummern‹ am Ende dieser Broschüre). Ein Mitglied Ihres Pflegeteams, zum Beispiel ein Physiotherapeut, Ergotherapeut oder Sozialarbeiter, könnte Ihr Zuhause besuchen und auf notwendige Veränderungen hinweisen.

> UMGESTALTUNG DER WOHNUNG

Sowohl für den Patienten als auch für die pflegenden Personen ist es wichtig, den Wohn- und Lebensraum so zu gestalten, dass der Schlaganfall Patient möglichst **unabhängig** von der Hilfe anderer leben kann.

> GESTALTUNG DES PFLEGEZIMMERS

Das heißt z.B. für das Pflegezimmer, dass wichtige Dinge in unmittelbarer Nähe des Patienten stehen müssen. Ist der Kranke auf einen Rollstuhl angewiesen, muss um das Bett ausreichend Platz zum Manövrieren sein. Bei Halbseitengelähmten gilt: **die betroffene Seite soll stimuliert werden**, auch wenn es schwer fällt: den Nachttisch oder den Fernseher auf die betroffene Seite stellen. Dadurch wird der Patient motiviert, mit der bisher vernachlässigten Seite aktiv zu werden. **Das gilt auch für die Kontaktaufnahme: auch sie sollte von der betroffenen Seite her erfolgen.**

> PFLEGEBETT

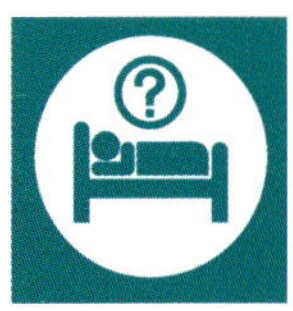

Ein Pflegebett ist in manchen Fällen ein Muss, z.B., wenn der Patient dauerhaft gelähmt bleibt und viel Zeit im Bett verbringen muss. Ein Pflegebett ist **höhenverstellbar** und kann die Pflege sehr erleichtern und unterstützen (z.B. beim Waschen oder Transfer in den Rollstuhl). **Seitenteile** verhindern einen Sturz aus dem Bett. Auf einen **Bettgalgen** kann meist verzichtet werden. Wird bei der Pflege ein **normales Bett** benutzt, kann dieses mit Klötzchen unter den Beinen erhöht werden, damit der Patient bequem auf der Bettkante sitzen kann und das Waschen einfacher von der Hand geht. Pflegebetten können von Sozialstationen, Pflegediensten oder Sanitätshäusern ausgeliehen werden.

> STABILES SITZEN

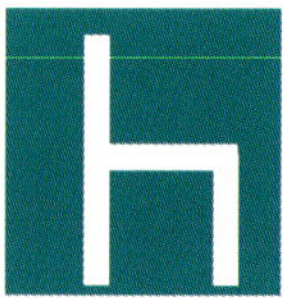

Weiche Polstermöbel sind zum Sitzen nicht geeignet. Besser sind stabile Stühle mit Rückenlehne oder stabile, feste Sessel. Wichtig: Beide Füße müssen voll und ganz den Boden berühren. Auf einem großen Tisch oder einem Kissen kann der betroffene Arm gelagert und abgestützt werden.

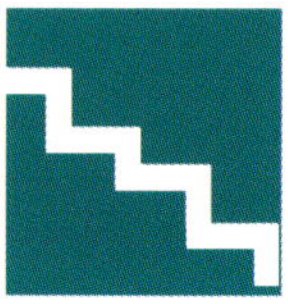

> TREPPEN

Manchmal fangen die Schwierigkeiten schon an der Haustür an, genauer gesagt, an der Treppe. Viele Schlaganfall-Patienten haben Angst, zu fallen. Ein Handlauf auf beiden Seiten gibt mehr Sicherheit. Ist die Lähmung stärker, hilft ein Treppenlift.

Es gibt auch Vorrichtungen, die bei der Überwindung von Treppen mit dem Rollstuhl helfen (z. B. Scalamobil).

Wenn der Besuch einer Toilette nicht mehr möglich ist, ist es wichtig zu wissen, welche Vorrichtungen es gibt, den Gang zur Toilette zu ersetzen. «

> BAD

Im Bad sollten alle Türen nach außen zu öffnen sein. Zudem sollten alle Einrichtungsgegenstände stabil sein. **Haltegriffe** in der Dusche, der Badewanne oder auf der Toilette sorgen für ein sicheres Stehen. **Einhebelmischbatterien** machen das An- und Abstellen des Wasserhahns einfacher. Mit einer Einsteigestufe oder einem **Sicherheitsgriff** ist es leichter, in die Badewanne zu steigen. Ebenfalls hilfreich ist ein **Badebrett**, Badewannensitz oder Badewannenlift, der mit Saugnäpfen am Wannenboden befestigt wird.

Praktisch für die Dusche ist ein so genannter **Duschstuhl** oder Duschhocker. Unverzichtbar sind rutschfeste Matten auf dem Boden. Für die **Toilette** können eine **Sitzerhöhung** und **Sicherheitsgriffe** hilfreich sein, wie sie in Sanitätshäusern angeboten werden. Das Toilettenpapier muss mit der gesunden Hand zu erreichen sein.

Wenn der Besuch einer Toilette nicht mehr möglich ist, ist es wichtig zu wissen, welche Vorrichtungen es gibt, den Gang zur Toilette zu ersetzen.

- > **Leibstuhl** (oder Duschsessel mit integriertem Leibstuhl)
- > **Geschlossenes, offenes Inkontinenzsystem** (Materialien bei Harn- und/oder Stuhlverlust)
- > **Leibschüssel**
- > **Urinflasche**
- > **Harndrainagesystem** (Katheter und Harnsäckchen)

» Gefahrenquellen müssen erst einmal erkannt und dann, wenn möglich, ausgeschaltet werden. Zu den größten Gefahrenquellen gehören hohe Türschwellen und Teppiche.

> KÜCHE

Auch in der Küche heißt es: **vorsichtig** hantieren. Ganz allgemein gilt es, die gelähmte Körperseite von heißen, spitzen oder anderen gefährlichen Gegenständen fern zu halten. Da es oft noch nicht so richtig mit dem Heben und Tragen klappt, ist ein stabiler, nicht kippgefährdeter **Servierboy** eine große Hilfe.

Überlegen Sie, Wasserhähne zu installieren, die man mit den Handgelenken ein- und ausschalten kann. Wenn Sie den Ofen nicht erreichen, benutzen Sie einfach eine heiße Platte auf einem Tisch. Versichern Sie sich, dass der Küchenboden eine rutschfeste Oberfläche hat.

Falls Arbeitsflächen schwer zu erreichen sind, benutzen Sie einen Stuhl, oder montieren Sie diese niedriger. Viele Betroffene finden ein sich drehendes Regal nützlich. Betroffenen fällt es manchmal schwer, Gegenstände auf hohen Regalen zu erreichen. Lange Greifhilfen oder Zangen können hier Abhilfe schaffen. Eine gute Idee ist es auch, Küchengeräte auf niedrigeren Regalen oder an leicht erreichbaren Orten aufzubewahren.

Um das Hantieren mit Lebensmitteln zu vereinfachen, können Sie versuchen, rostfreie Nägel in ein Brotbrett zu schlagen. Diese halten Früchte und Gemüse an Ort und Stelle, während sie geschält werden. Manche Betroffene kaufen spezielle Ess- und Kochhilfen, wie zum Beispiel Geräte mit großen Griffen.

Sport steigert die Lebensfreude, das Selbstvertrauen «
und sorgt für ein gutes Körpergefühl.

> PLANUNG DER WOHNUNG

Eine gute Planung gemeinsam mit dem Schlaganfall Patienten und gewisse **Merk- und Orientierungshilfen** sind wichtig, um zu Hause wieder Fuß zu fassen.

Bei Patienten mit schweren Hirnleistungsstörungen (Denkvermögen und Gedächtnis eingeschränkt) sollten möglichst viele Einrichtungsgegenstände an ihrem alten Platz stehen. So sind sie leichter zu finden. Orientierungshilfen (z.B. eine zusätzliche Markierung von heiß und kalt auf dem Wasserhahn oder ein Gefahrensymbol am Herd) können dabei unterstützen, Unfälle vorzubeugen.

Gefahrenquellen müssen erst einmal erkannt und dann, wenn möglich, ausgeschaltet werden. Zu den größten Gefahrenquellen gehören hohe Türschwellen und Teppiche. Bei rutschigen und **glatten Bodenbelägen** und Bettvorlagen sind Stürze vorprogrammiert, deshalb am besten gleich austauschen.

3.2 Sport

Sport stärkt das Körpergefühl

Sport steigert die Lebensfreude, das Selbstvertrauen und sorgt für ein gutes Körpergefühl. Das gilt auch für Schlaganfall Patienten. Gewisse

» Für Schlaganfall Patienten ist es wichtig, die Muskulatur zu trainieren

Durch Stimulierung können andere, benachbarte Hirnareale die Funktion der verletzten bzw. zerstörten Hirnregionen übernehmen. Dazu trägt der Sport wesentlich bei.

Körperfunktionen können durch den Schlaganfall vielleicht nicht mehr genauso ausgeführt werden, wie dies vor der Krankheit noch der Fall war. Sie können aber wieder erlernt oder zumindest verbessert werden.

Durch **Stimulierung** können andere, benachbarte Hirnareale die Funktion der verletzten bzw. zerstörten Hirnregionen übernehmen. Dazu trägt der Sport wesentlich bei.

Muskeltraining steht im Vordergrund

Für Schlaganfall Patienten ist es immens wichtig, die Muskulatur zu trainieren. Denn verkümmern die Muskeln durch Bettruhe oder zu wenig Bewegung, besteht die Gefahr, dass sich die **Spastik,** unter der viele Patienten leiden, verschlimmert.

Sport verhindert Folgeschäden

Durch Sport können Folgeschäden der Behinderung und ein **weiterer Schlaganfall** verhindert werden. Patienten lassen sich am besten vom Arzt beraten, welche Sportart mit der durch den Schlaganfall hervorgerufenen Behinderung am besten vereinbar ist. Sehr gut eignen sich Wassergymnastik, Schwimmen oder auch Übungen mit gymnastischen Hilfsmitteln, z.B. mit Bällen. Patienten sollten sich nach Spezialkursen oder **Rehabilitationssportgruppen** erkundigen, die von einem speziell im Behindertensport ausgebildeten Sporttherapeuten geleitet werden.

Ein wesentlicher Punkt in der Reiseplanung ist, dass eine ausreichende ärztliche Versorgung am Urlaubsort besteht. «

Allgemeine Empfehlungen

Beachten Sie, dass Sie Blut verdünnende Medikamente einnehmen und vermeiden Sie entsprechend Risikosportarten mit hohem Verletzungsrisiko. Messen Sie ihren Blutdruck während der sportlichen Betätigung. Bei einem Teil der Menschen steigt der Blutdruck unter Anstrengung an und bedarf einer entsprechenden Medikation. Längerfristig hilft der Sport, Blutdruck und Körpergewicht zu senken und die Stoffwechselsituation zu verbessern.

3.3 Reisen

Sicher in den Urlaub

Gegen das Reisen gibt es keinen grundsätzlichen Einwand, sofern keine schwerere Behinderung besteht, die Reisen beschwerlich und komplikationsträchtig macht. Vorsicht ist geboten, wenn ein hohes Risiko für weitere Schlaganfälle oder Gefäßerkrankungen besteht. Es versteht sich von selbst, dass Extremsituationen vermieden werden sollten. Problematisch sind Bergsteigen in großer Höhe oder bei extremer Hitze, Schwimmen im unruhigen Meer oder Reisen in Länder mit sehr hohen oder tiefen Temperaturen und ungünstigen klimatischen Verhältnissen. Machen Sie einen Probeausflug, bevor Sie sich auf eine größere Reise wagen. Reisepläne sollten grundsätzlich mit dem betreuenden Arzt besprochen werden. Eine individuelle Beratung ist hier besonders wichtig.

Reisepläne sollten grundsätzlich mit dem betreuenden Arzt besprochen werden. Eine individuelle Beratung ist hier besonders wichtig.

» Da unfreiwillige Medikamentenpausen das Schlaganfallrisiko kurzfristig stark erhöhen, sollten ausreichend Medikamentenvorräte mitgenommen werden.

Ärztliche Versorgung vor Ort

Ein wesentlicher Punkt in der Reiseplanung ist, dass eine ausreichende ärztliche Versorgung am Urlaubsort besteht. Empfehlenswert ist es, **eine Krankenversicherung für das Ausland und eine Reiserücktransportversicherung** abzuschließen sowie bei einem kompetenten Reiseveranstalter zu buchen. Da unfreiwillige Medikamentenpausen das Schlaganfallrisiko kurzfristig stark erhöhen, sollten ausreichend Medikamentenvorräte, am besten im Handgepäck oder verteilt auf mehrere Gepäcksstücke, mitgenommen werden. Berücksichtigen Sie auch spezielle Lagerungsvorschriften für Medikamente (z.B. Insulinpräparate). Vergessen Sie nicht auf Auslandskrankenscheine und nehmen Sie medizinische Unterlagen (Arztbrief) mit, damit im Falle des Falles der Arzt am Urlaubsort ausreichend über Sie informiert ist.

Flugreisen

Auch Flugreisen sind prinzipiell erlaubt und möglich (Ausnahme: in den ersten Tagen nach dem Schlaganfall). Buchen Sie, wenn möglich, Direktflüge und berücksichtigen Sie, dass bei Anschlussflügen längere Zwischenzeiten eingeplant sind. Im Flugzeug besteht ein erhöhtes Risiko für Venenthrombosen, insbesondere bei Lähmungen eines Beines. Trinken Sie ausreichend und vermeiden sie alkoholische Getränke. Verwenden Sie in Absprache mit dem Arzt **Kompressionsstrümpfe** oder lassen Sie sich bei hohem Risiko eine **Thrombosespritze** vor dem Flug verabreichen.

Ausreichend trinken
Kompressionsstrümpfe
Thrombosespritze

Fragen Sie Ihren Arzt, bevor Sie nach dem Schlaganfall wieder beginnen, mit dem Auto zu fahren. «

3.4 Autofahren

Werden Sie wieder Autofahren können?

Die Frage nach der Fahrtauglichkeit ist eine der häufigsten nach einem Schlaganfall. Die Antwort darauf hängt ganz von den Auswirkungen des Schlaganfalles ab. Fragen Sie Ihren Arzt, bevor Sie nach dem Schlaganfall wieder beginnen, mit dem Auto zu fahren. Setzen Sie nicht Ihr Leben und das anderer aufs Spiel, indem Sie ohne Vorbereitung und Rücksprache ins Auto steigen!

Probleme beim Autofahren bestehen besonders dann, wenn folgende Symptome vorliegen:

- **Lähmung** eines Armes oder Beines
- **Sehstörungen** (z.B. Gesichtsfeldausfall, Doppelbilder etc.)
- **Konzentrationsprobleme**
- Probleme der **Reaktions- und Urteilsfähigkeit** sowie **Gedächtnisprobleme**
- **Wahrnehmungsstörungen**

» Die Frage nach der Fahrtauglichkeit ist eine der häufigsten nach einem Schlaganfall. Die Antwort darauf hängt ganz von den Auswirkungen des Schlaganfalles ab.

Sprachstörungen hingegen beeinflussen Ihre Fähigkeit Auto zu fahren kaum. Sie können eine Karte in Ihrer Brieftasche mitführen, die erklärt, dass Sie nicht sprechen können.

Sollten oben angeführte Probleme dauerhaft bestehen, ist es meist notwendig, ein Führerscheingutachten einzuholen und/oder eine verkehrspsychologische Testung durchzuführen.

Können Anpassungen am Fahrzeug vorgenommen werden, um das Autofahren zu ermöglichen?

In bestimmten Fällen kann die Fähigkeit Auto zu fahren durch Anpassungen am Fahrzeug wieder erreicht werden. Die meisten Fahrzeuge können mit speziellen Vorrichtungen ausgestattet oder aufgerüstet werden. Umbauten am Fahrzeug kommen vor allem bei bleibenden Lähmungen eines Beines oder einer Körperhälfte in Frage. Wenn beispielsweise die rechte Seite Ihres Körpers betroffen ist, können Pedale für den linken Fuß zum Gas geben und Bremsen adaptiert werden. Wenn die linke Seite des Körpers betroffen ist, kann beispielsweise der Blinker durch eine bestimmte Vorrichtung auch mit der rechten Hand bedienbar gemacht werden. Oft sind Automatikgetriebe und spezielle Lenkvorrichtungen hilfreich. Informationen können unter anderem bei den Beratungsstellen der Autofahrerclubs (ÖAMTC und ARBÖ) und bei den Automobilherstellern eingeholt werden.

> Ein Schlaganfall trifft nicht nur den Patienten selbst, sondern auch Lebenspartner und Verwandte. «

Behindertenparkplätze

Auf vielen Parkplätzen gibt es Behindertenparkplätze. Dadurch können Entfernungen, die zurückgelegt werden müssen, verringert werden. Um diese Parkplätze benützen zu dürfen, müssen Sie zuvor um einen entsprechenden Nachweis ansuchen. Dieser Nachweis gilt auch für den Fall, dass Sie nicht selbst fahren, sondern Mitfahrer sind. Antragsberechtigt sind nur Schlaganfall Patienten mit bleibenden Behinderungen und eingeschränkter Mobilität. Einen Behindertenausweis können Sie in den Bezirkshauptmannschaften und Magistraten beantragen. Dort erhalten Sie auch Informationen über Zuschüsse (z.B. für den Umbau des Fahrzeugs) und finanzielle sowie steuerliche Begünstigungen.

3.5 Die Rolle der betreuenden Person [Pflegeperson]

Ein Schlaganfall trifft nicht nur den Patienten selbst, sondern auch Lebenspartner und Verwandte. Die Rolle und die Verantwortung aller Familienmitglieder und Freunde können sich mit dem Schlaganfall abrupt ändern. Nahestehende Personen können sich plötzlich in der Rolle einer betreuenden Person bzw. Pflegeperson mit einer Vielzahl von Verpflichtungen wieder finden. Dies ist meist eine Rolle, die man nicht erwartet hat. Die betreuende Person hat jedoch oft die wichtigste Aufgabe im Prozess der Erholung und Wiederherstellung.

» Überlegen Sie, welche Familienangehörigen, Freunde oder andere Personen und Hilfseinrichtungen Ihre Aufgaben erleichtern können.

Was ist eine Pflegeperson?

Eine Pflegeperson kann dem Betroffenen bei Aktivitäten wie der persönlichen Pflege, der Bewahrung der Würde und der Selbstachtung, der Wiedererlangung größtmöglicher Unabhängigkeit sowie der Aufrechterhaltung eines angenehmen und sicheren Lebens helfen.

Verstehen des Patienten

Außenstehende Personen können möglicherweise Sprache und Verhalten des Patienten nicht immer verstehen. Durch aufmerksames Beobachten des Patienten können Sie Einsicht und Wissen über die Bedeutung seines Verhaltens gewinnen. Sie sind Ansprechpartner für alle Bedürfnisse und Wünsche des Patienten.

Organisation der Pflege des Patienten

Viele Patienten benötigen keine oder nur wenig Hilfe durch die Pflegeperson. Andere jedoch benötigen eine stärkere Unterstützung. Dies kann auch die Vereinbarung von Terminen oder die Beförderung zu bestimmten Orten beinhalten. Bei intensiver Pflegbedürftigkeit müssen Sie erlernen, was auch erfolgreiche Manager machen – zu delegieren. Überlegen Sie, welche Familienangehörigen, Freunde oder andere Personen und Hilfseinrichtungen Ihre Aufgaben erleichtern können.

Eine Pflegeperson zu sein, bedeutet nicht, Ihr ganzes Leben für den Patienten aufzugeben. Achten Sie darauf, wann Sie sich Zeit für sich selbst nehmen müssen. «

Falls es Ihnen Schwierigkeiten bereitet, neben der Pflege alle Mahlzeiten zuzubereiten, stehen Ihnen Dienste wie ›Essen auf Rädern‹ zur Verfügung. Andere soziale und medizinische Hilfsdienste sind in separaten Abschnitten dieser Informationsmappe beschrieben.

Beachten Sie Ihre Grenzen

Eine Pflegeperson zu sein, bedeutet nicht, Ihr ganzes Leben für den Patienten aufzugeben. Achten Sie darauf, wann Sie sich Zeit für sich selbst nehmen müssen. Weitere Aspekte werden im Abschnitt ›**Emotionale Aspekte für Patient und Pflegeperson**‹ behandelt.

Durch folgende Maßnahmen können Sie den Erholungsprozess unterstützen:

- **Versuchen Sie so viel Information wie möglich vom behandelnden Arzt oder dem Rehabilitationsteam darüber zu bekommen,** welche Auswirkungen der Schlaganfall beim Patienten hat. Je mehr Sie wissen, desto mehr können Sie helfen. Machen Sie sich eine Liste von Fragen, die Sie haben und Antworten, die Sie benötigen.

» Ein Schlaganfall kann das Leben über Nacht verändern. Die Anpassung an diese Veränderungen kann Monate oder Jahre dauern.

Machen Sie sich mit dem Rehabilitationsplan des Patienten vertraut. Ersuchen Sie Arzt, Schwester und Therapeuten, Ihnen nützliche Techniken zu zeigen.

Besuchen Sie einen Erste-Hilfekurs (z.B. beim Roten Kreuz) und erlernen Sie Wiederbelebungsmaßnahmen. Diese Fähigkeiten sind zwar nur selten erforderlich, können aber Ihre möglicherweise vorhandene Ängste bei der Betreuung des Patienten verringern.

Erwarten Sie nicht für alle gefährlichen oder frustrierenden Situationen gewappnet zu sein. Das kann niemand! Dennoch können Sie versuchen, sich auf mögliche Schwierigkeiten vorzubereiten. Falls z.B. ein Patient nicht in der Lage ist, sicher Auto zu fahren, können Sie ihm davon abraten oder ihm die Autoschlüssel wegnehmen. Versuchen Sie, den betreuenden Arzt in derartige Situationen und Entscheidungen mit einzubinden.

Versuchen Sie, geduldig zu sein. Ein Leben voller Lernen kann durch einen Schlaganfall verloren sein und nicht über Nacht wieder erlernt werden. Versuchen Sie zu akzeptieren, dass Frustration einen Teil Ihrer Rolle als Pflegeperson begleiten wird. Sie müssen diese Rolle erst lernen. Sie werden

Viele Überlebende eines Schlaganfalles fürchten auch, wertlos zu sein und zu einer Belastung für Ihre Familie zu werden. «

möglicherweise auch Fehler machen. Aber Sie können auch neue Stärken und Fähigkeiten entdecken, von denen Sie bisher gar nichts wussten.

Unterstützung kann in Ihrer Gemeinde durch folgende Einrichtungen angeboten werden:

Sozialmedizinische Stützpunkte und Sozialsprengel
Religiöse Vereinigungen
Rotes Kreuz
Selbsthilfegruppen

3.6 Schaffen einer neuen Rolle für Patienten in der Familie

Es ist normal, eine Periode der Trauer nach dem ›alten‹ Leben und dem Zustand vor dem Schlaganfall durchzumachen. Sowohl Betroffene als auch deren Angehörige und Pflegepersonen brauchen die Möglichkeit, Trauer, Angst und Frustration auszudrücken. Viele Überlebende eines Schlaganfalles fürchten auch, wertlos zu sein und zu einer Belastung für Ihre Familie zu werden. Ein Übermaß dieser Sorgen kann die Erholung beeinträchtigen und wiederum neue Probleme schaffen.

» Auf kleine, aber bedeutsame Ziele hinzuarbeiten, kann die Belastung für Betroffene als auch Pflegepersonen verringern. Und das Erreichen dieser Ziele kann das Selbstvertrauen und die innere Sicherheit heben.

Ziele und Pläne haben

Planen heißt, die Zukunft beeinflussen.

Sie werden sich vielleicht sorgen, dass Sie mit den Veränderungen nicht zurechtkommen. Es kann hilfreich sein, sich Informationen über den Schlaganfall und den Umgang mit möglichen Problemen zu beschaffen. Unsicherheit ist sehr belastend und kann davon abhalten, Pläne zu machen. Indem Sie an Plänen für die Zukunft arbeiten, werden Sie besser mit der Situation zurechtkommen. Planen heißt, die Zukunft beeinflussen.

Auf kleine, aber bedeutsame Ziele hinzuarbeiten, kann die Belastung für Betroffene als auch Pflegepersonen verringern. Und das Erreichen dieser Ziele kann das Selbstvertrauen und die innere Sicherheit heben.

Arbeiten an neuen Zielen

Setzen Sie sich erreichbare Ziele. Ziele, die zu ehrgeizig sind, werden eher Frustration und Hoffnungslosigkeit vermehren. Beginnen Sie mit einfachen Zielen und überprüfen Sie diese immer wieder.

Setzen Sie sich sinnvolle Ziele. So mag es für jemanden mit einer einseitigen Schwäche wichtig sein, neue

Ein Schlaganfall in einer Familie bedeutet für alle Familienmitglieder eine grundlegende Veränderung. «

Wege zu finden, sich anzukleiden. Konzentrieren Sie sich auf kleine Verbesserungen, z.B. wieder zu lernen, Knöpfe aufzumachen oder Schuhe zuzuknüpfen. Vergleichen Sie Ihre Fortschritte nicht mit jenen anderer. Was für den einen einfach scheinen mag, kann für jemand anderen eine große Leistung sein. Auch die Personen in Ihrer Umgebung können Ihnen dabei helfen, vernünftige Ziele zu finden.

Unterteilen Sie langfristige Ziele in kleine Schritte. Die Rückkehr an den Arbeitsplatz oder das Erlernen einer neuen Fähigkeit kann viel Zeit brauchen. Machen Sie jeden Teil dieses Vorhabens zu einem eigenen Ziel und genießen Sie das Gefühl des Erfolges, wenn Sie diese Ziele erreichen.

Zeichnen Sie Ihre Erfolge auf. Dies wird Ihnen helfen nachzuvollziehen, wo Sie vor einer Woche, einem Monat oder einem Jahr gestanden sind. Dies kann auch Ihr Selbstvertrauen an Tagen stärken, an denen Sie sich mutlos fühlen.

Halten Sie Ihre sozialen Kontakte aufrecht. Nach einem Schlaganfall kann man sich oft isoliert fühlen. Indem Sie Freunde oder Familienangehörige zu sich einladen, können Sie sich eine positive und unter stützende Umgebung erhalten oder schaffen. Dies erleichtert Ihnen auch, mit anderen Personen in Kontakt zu kommen, falls es für Sie schwierig ist, das Haus oder die Wohnung zu verlassen.

Nehmen Sie teil an einer Schlaganfall-Selbsthilfegruppe. Mit Personen zu sprechen, die genau wissen, was Sie durchmachen, kann sehr entlastend sein. Vielleicht kann Sie ein Teilnehmer der Selbsthilfegruppe besuchen. Freiwillige Tätigkeiten im Rahmen einer Selbsthilfegruppe zu übernehmen, kann auch eine ausgezeichnete Möglichkeit sein, sich wieder nützlich zu finden. Am Ende dieser Broschüre finden Sie Kontaktadressen und Telefonnummern von Schlaganfall-Selbsthilfegruppen in Österreich.

Suchen Sie Unterstützung. Die Umstände und Schwierigkeiten können Sie oder die Menschen in Ihrer Umgebung vielleicht überwältigen. Es ist ein Zeichen von Stärke und Umsicht, professionelle Hilfe in Anspruch zu nehmen. Je nach Art der Schwierigkeiten können dies unterschiedliche Hilfen sein: Für medizinische oder pflegerische Aspekte können Arzt oder Pflegepersonen die richtigen Ansprechpartner sein. Bei verschiedenen Formen von Behinderungen können Physiotherapeuten, Logopäden oder Ergotherapeuten helfen. Bei emotionalen oder seelischen Problemen kann eine psychologische Unterstützung hilfreich sein.

> Teilen Sie Ihre Gefühle mit einer Bezugsperson. «
> Das Teilen von Erfahrungen hilft, Belastungen zu vermindern

3.7 Emotionale Aspekte für Patient und Familie

Ein Schlaganfall in einer Familie bedeutet für alle Familienmitglieder eine grundlegende Veränderung. Als betreuende Person fühlen Sie sich vielleicht überwältigt von Ihren neuen Aufgaben und Verantwortungen. Dazu kommt die Belastung der in den ersten Tagen noch meist unklaren Zukunft. Wie weit wird sich der Patient erholen? Der Versuch alles zu bewältigen kann Gefühle der Hoffnungslosigkeit, Frustration, Depression, Angst und sogar Zorn hervorrufen. Dies sind normale und verständliche Gefühle.

Umgang mit Ihren Gefühlen

Es ist wichtig zu akzeptieren, dass Gefühle, die früher oder später aufkommen, nicht schlecht, sondern normal sind. Versuchen Sie beispielsweise nicht, Ihre Zeit damit zu verschwenden, sich Ihren Ärger auszureden. Versuchen Sie stattdessen, mit dem Ärger umzugehen. Hier sind einige Vorschläge, die hilfreich sein können:

- **Teilen Sie Ihre Gefühle** mit einem Freund oder einer anderen Betreuungsperson, die Ihre Gedanken versteht. Das Teilen von Erfahrungen hilft, Belastungen zu vermindern.

- **Versuchen Sie zumindest einmal pro Tag** eine Unterhaltung über ein anderes Thema zu führen. Sie sollten nicht verlernen, über andere Inhalte zu sprechen.

- **Versuchen Sie sich zu entspannen und abzuschalten.** Dies kann durch Spazierengehen, Lesen eines Buches oder Hören beruhigender Musik erreicht werden.

- **Bleiben Sie am Laufenden** über Ereignisse und lokale Neuigkeiten, um Ihren Horizont, über Ihre Situation zu Hause hinaus, offen zu halten. Andere Interessen sind wichtig. Lesen oder Filme können ebenfalls helfen, sich auf andere Dinge als die eigenen Verpflichtungen zu konzentrieren.

- **Versuchen Sie nicht alles selbst zu tun.** Nehmen Sie die Hilfe der Familie, von Freunden oder gemeinnützi ger Einrichtungen in Anspruch. Fühlen Sie sich nicht schuldig, wenn Sie nicht jede Minute selbst anwesend sein können.

- **Nehmen Sie Hilfe in Anspruch, wenn Sie die Situation alleine nicht meistern können.**

Verleugnen Sie nicht Ihre eigenen Bedürfnisse.
Gute geistige und körperliche Gesundheit ist für eine Betreuungsperson sehr wichtig. Sie müssen sich gut um sich selbst kümmern, damit Sie sich um andere kümmern können. Achten Sie auf Ihre Ernährung, ausreichende Pausen, Erholung und körperliche Bewegung.

3.8 Partnerschaft und Sexualität

Harmonische Partnerschaft

Schlaganfall-Patienten werden oft aus dem Krankenhaus oder der Rehabilitationsklinik entlassen, ohne ausreichend aufgeklärt zu sein, wie es praktisch im partnerschaftlichen Bereich weitergehen soll. Sie fragen sich, ob Sie trotz bestehender körperlicher Beeinträchtigungen wie einer Halbseitenlähmung ein erfülltes Sexualleben führen können. Grundsätzlich gilt: Durch einen einzelnen Schlaganfall werden weder sexuelle Bedürfnisse noch die sexuelle Leistungsfähigkeit beeinträchtigt. Hinderlich können allerdings emotionale Störungen und, speziell in der Anfangsphase, Müdigkeit und Ängste sein. Selten können Medikamente bei Mann und Frau potenzmindernd wirken. Hierzu zählen

» Durch einen einzelnen Schlaganfall werden weder sexuelle Bedürfnisse noch die sexuelle Leistungsfähigkeit beeinträchtigt.

Blutdruckmedikamente (ß-Blocker) und Medikamente gegen Herzschwäche, Anfälle und Spastik.

Offenes Gespräch mit dem Arzt

Patienten sollten das Thema Sexualität nach einem Schlaganfall offen mit ihrem Arzt und natürlich auch dem Partner besprechen. Das Thema wird oft tabuisiert oder in seiner Priorität hinter andere Themen rückgereiht.

Es besteht grundsätzlich keine Gefahr, durch sexuelle Aktivität einen zweiten Schlaganfall zu erleiden. Vorsicht ist aber bei Hirnblutungen und speziellen Ursachen von Schlaganfällen wie Gefäßverletzungen (›Dissektion‹) und größeren Blutgerinnseln im Herz gegeben.

Die Rückkehr in den Beruf ist abhängig von der Art der Arbeit, die Sie gemacht haben und von den Auswirkungen des Schlaganfalles. «

3.9 Rückkehr in den Beruf

Werden Sie nach Ihrem Schlaganfall in den Beruf zurückkehren können?

Es gibt keine einfache Antwort auf diese Frage. Die Rückkehr in den Beruf ist abhängig von der Art der Arbeit, die Sie gemacht haben und von den Auswirkungen des Schlaganfalles. Bei bleibender Behinderung ist eine Weiterbeschäftigung in der gleichen Tätigkeit oft nur eingeschränkt oder gar nicht mehr möglich – insbesonders wenn es sich um vorwiegend körperliche Arbeit handelt. Bei weniger schweren Schlaganfällen sollte die Rückkehr in den alten Beruf jedoch ein vordergründiges Ziel der Rehabilitationsbehandlung sein, das oft erfolgreich erreicht werden kann.

Was, wenn Sie nicht mehr den gleichen Beruf wie zuvor ausüben können?

Wechseln Sie in einen anderen Beruf. Wenn Sie denken, eine Umschulung könnte Ihnen helfen, kontaktieren Sie in Wien Ihr örtliches Gesundheits- und Sozialzentrum bzw. in anderen Bundesländern die Sozialabteilung der Bezirkshauptmannschaft. Bei der Suche nach neuen beruflichen Möglichkeiten werden auch Eignungstests und professionelle Berufsberatungen angeboten. Hilfreich können die Reha-Beratung

» Wenn ein Krankenbett notwendig ist, sollte man sich am besten persönlich beraten lassen.

der PVA und die Arbeits-Assistenz Einrichtungen sein. Umschulungen machen vor allem dann Sinn, wenn Sie Ihren früheren Beruf aufgrund spezieller Defizite nicht mehr in vollem Umfang bzw. ohne Gefahr durchführen können (z.B. Sehstörungen bei gefährlichen Tätigkeiten, geringe Einschränkung der Fingerbeweglichkeit bei feinmotorisch aufwändigen Berufen). Einzelne Berufe mit sehr hoher Verantwortung dürfen auch bei optimaler Erhohlung nicht mehr ausgeübt werden (z.B. Pilot oder Busfahrer).

Es gibt zahlreiche Förderungen im Rahmen der beruflichen Rehabilitation, die einen Wiedereintritt ins Erwerbsleben erleichtern oder ein bestehendes Arbeitsverhältnis sichern helfen, falls Sie nicht mehr in Ihren Beruf zurückkehren können. Dann erfolgt die Antragstellung für eine Berufsunfähigkeitspension.

Sie haben vielleicht über Ihren Arbeitsplatz auch eine private Versicherung und Anspruch auf eine zusätzliche Behindertenpension.

3.10 Schlaf und Krankenbett

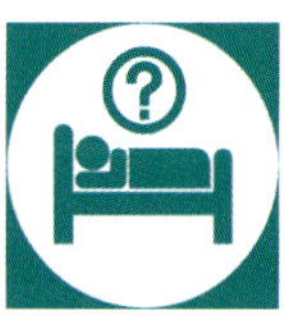

Schlafstörungen nach Schlaganfällen sind häufig und auf den Schlaganfall selbst oder auf Behinderungen zurückzuführen.

Ist der Schlaf oft schon bei gesunden Menschen ein Problem, so kann das Liegen bei kranken Menschen zur Qual werden. Zum Teil können Schlafstörungen auch vorbestehen und durch den Schlaganfall

> Schlafstörungen nach Schlaganfällen sind häufig und auf den Schlaganfall selbst oder auf Behinderungen zurückzuführen. «

verstärkt werden. So ist das Obstruktive Schlafapnoe Syndrom – charakterisiert durch lautes Schnarchen und lange Atempausen im Schlaf – ein Risikofaktor für den Schlaganfall. Primär sollte mit dem betreuenden Arzt die Ursache für die Schlafstörung gefunden und behandelt werden. Oft hilft auch die vorübergehende Gabe eines geeigneten Schlafmittels oder, speziell bei starken Behinderungen, die Anschaffung eines behindertengerechten Bettes.

Krankenbett

Wenn ein Krankenbett notwendig wird, d.h. im Falle einer dauerhaften schweren Behinderung, sollte man sich am besten persönlich beraten lassen. Grundsätzlich kann man ein Krankenbett kaufen, leasen oder über Krankenschein verordnen lassen.

> KAUF

Es gibt die verschiedensten Modelle zu unterschiedlichsten Preise. Eine persönliche Beratung ist empfehlenswert. Sobald Sie sich für ein Modell und eine Firma entschieden haben, erledigt die gewählte Firma alle weiteren Formalitäten.

Es besteht auch die Möglichkeit, ein Krankenbett zu leasen. Sie bezahlen monatlich eine Rate – meist wird das Bett auf 12 Monate geleast, dann geht es in Ihr Eigentum über.

Diverse Betten	> Kopf- und/oder Fußteil in der Höhe verstellbar – hydraulisch mit dem Fuß oder elektrisch
Polster	> verschiedene Keile und Kissen zur Lagerung
Hebetuch	> zur Lagerung im Bett
Hebekran	> Transfer Bett-Rollstuhl oder bei wohnlicher Gegebenheit Bett-Badewanne
Anti-Decubitus matratzen	> Würfelmatratzen oder Druckausgleichsmatratzen > gegen Wundliegen
Drehscheibe	> erleichtert den Transfer Bett-Rollstuhl
Fersenschuhe	
Hautschutz produkte	> gegen Rötungen und Wundliegen

Veränderungen im Gangbild können sich «
auf die Füße auswirken.
Achten Sie auf Fußpflege und Fehlbelastungen.

> VERORDNUNGSSCHEIN

Wenn Ihnen der Arzt eine Verordnung ausstellt, kann ein Bett auch über die Gemeinde oder die Krankenkasse bezogen werden.

Die Angebote an Krankenbetten und Zusatzutensilien sind vielfältig, die Wahl hängt in erster Linie von Art und Schweregrad der Behinderung ab:

3.11 Fußpflege

Veränderungen im Gangbild sind nach einem Schlaganfall häufig. Diese können Folge von Lähmung, Gefühls- und Gleichgewichtsstörungen sein und zu einer Fehlbelastung von Gelenken führen. Etwaige Folgeschäden können vermieden werden, indem Sie einige einfache Schritte befolgen.

Der beste Weg, Probleme früh zu erkennen, ist, die Beine täglich zu überprüfen. Halten Sie Ausschau nach Rissen, Blasen, wunden Stellen, Schwellungen oder Veränderung der Hautfarbe. Wichtig ist auch die Inspektion der Fußsohle. Eventuell benötigen Sie Hilfe, um dies zu tun. Speziell wenn Sie Ihren Fuß nicht richtig spüren können **Blasen oder Schwielen leicht unbemerkt bleiben.** Jedes Zeichen einer Entzündung wie Rötung, Schwellung oder Eiter sollte sich Ihr Arzt oder ein Fußpfleger ansehen.

» Jede Erkrankung kann bewirken, dass man sich müde fühlt. Dies trifft auch auf den Schlaganfall zu.

Die Bedeutung von geeignetem Schuhwerk

Schlecht passende Schuhe verursachen mehr als nur Schmerzen. Sie können zu vielen Fußproblemen beitragen wie offene Stellen, Entzündungen (›Rotlauf‹), Schwielen und Geschwüren (›Dekubitus‹). Falls das Gehen dauerhaft beeinträchtigt ist, investieren Sie in Schuhwerk mit gutem Sitz und Halt. Schuhe sollten aus natürlichen Materialien wie

> Kaufen Sie Ihre Schuhe gegen Ende des Tages, um **geschwollene Füße** zu berücksichtigen.

> Versuchen Sie nicht, einen Schuh einzulaufen (er sollte **bequem** sein und von Anfang an **richtig passen**).

> Nehmen Sie sich im Geschäft **Zeit beim Probieren** verschiedener Arten von Schuhen.

> Vergewissern Sie sich, dass **0,5 bis 1,5 cm Platz** zwischen Ihrer längsten Zehe und der Schuhspitze ist.

> Passen Sie Ihre Schuhe dem **größeren Fuß** an.

> Achten Sie darauf, dass Ihre Schuhe **tief genug** geschnitten sind und an der **Ferse optimal passen.**

Leder oder festem Stoff gemacht sein. Vermeiden Sie synthetische Stoffe, diese verstärken das Schwitzen. Die folgenden Vorschläge werden Ihnen helfen, die richtigen Schuhe zu finden:

Ein idealer Schuh sollte folgende Eigenschaften haben:

- einen **niedrigen** Absatz
- eine **stoßdämpfende** Sohle
- einen **tiefen runden Raum** für die Zehen
- **Leder** oder **Segeltuch** als Obermaterial

3.12 Müdigkeit, Energie

Jede Erkrankung kann bewirken, dass man sich müde fühlt. Dies trifft auch auf den Schlaganfall zu. Wenn der Körper so viele Veränderungen durchgemacht hat, braucht er viel Zeit und Energie, um sich zu regenerieren. Zu wenig Schlaf, Bewegungsmangel und ungewohnte Ernährung können den Körper weiter schwächen. Hinzu kommt, dass Schlaganfall Patienten oft viel mehr Energie als Gesunde aufbringen müssen, um die Aufgaben des täglichen Lebens zu bewältigen.

» Sprechen Sie mit Ihrem Pflegeteam über Ihre Probleme und Ängste. Es kann Ihnen bei der Bewältigung behilflich sein.

Ein Beispiel: Vor Ihrem Schlaganfall dachten Sie wahrscheinlich nicht über das Gehen nach. Nun kann es sein, dass Sie bei jedem Schritt darauf achten müssen, wohin und wie Sie Ihren Fuß auf den Boden setzen. Selbst wenn Sie genauso viel Energie hätten, wie vor Ihrem Schlaganfall, nützen Sie diese jetzt auf andere Art und Weise. Es gibt Wege, Ihre Energie besser zu nutzen und einer schnellen Ermüdung vorzubeugen:

- **Beobachten Sie Ihre Energiereserven und die der Menschen um Sie herum.** Planen Sie den Tag so, wie es für sie alle am besten funktioniert. Versuchen Sie Therapiesitzungen auf Tageszeiten zu legen, an denen Sie die beste Leistung bringen können.

- **Setzen Sie bei Ihren Aktivitäten Prioritäten.** Entscheiden Sie, welche die wichtigsten Dinge sind, die Sie an einem Tag erledigen möchten. An den Tagen, an denen Sie sich müde fühlen, machen Sie nur diese wichtigen Tätigkeiten. An Tagen mit viel Energie können Sie auch weniger wichtige Dinge in Angriff nehmen.

- **Teilen Sie sich ihre Energie ein.** Verschwenden Sie nicht Zeit und Energie für Dinge, die Sie nicht ändern können.

Die Teilnahme an Selbsthilfegruppen ist ein wertvoller Weg, mit anderen Menschen in Kontakt zu treten, die verstehen, was Sie durchmachen. «

Benutzen Sie Hilfsmittel. Sich Notizen machen kann es erleichtern, Wichtiges nicht zu vergessen. Oder benutzen Sie Ihren Gehstock oder Rollstuhl an Tagen, an denen das Gehen Sie zu sehr erschöpft.

Versuchen Sie es mit einem Nickerchen. Diese können sehr erholsam sein, aber nur dann, wenn sie Ihren Schlaf in der Nacht nicht beeinflussen.

Finden Sie für andere eine kurze und klar verständliche Erklärung, wie sich der Schlaganfall bei Ihnen ausgewirkt hat. Vielleicht möchten Sie eine Erklärung zu Papier bringen, die Sie anderen Menschen geben können, wenn Sie zu müde zum Sprechen sind. Ihr Pflegeteam kann Ihnen dabei behilflich sein.

Seien Sie sich dessen bewusst, wann Sie um Hilfe bitten müssen. Finden Sie mindestens einen Weg, sich von Gefühlen der Wut, Trauer, Angst oder von negativen Emotionen zu befreien. Versuchen Sie es mit Atemübungen, im Gespräch mit jemandem oder mit körperlicher Aktivität. Ihr Rehabilitationsteam kann Ihnen helfen, Strategien zu finden, um dies zu bewerkstelligen.

- **Machen Sie jeden Tag etwas, das Ihnen gefällt.** Begeistern Sie sich dafür.
- **Trainieren Sie, wenn möglich, regelmäßig.** Körperliche Kraft aufbauen und sich gesund ernähren vermehrt die Energiereserven.
- **Achten Sie darauf, genug zu Essen.**
- **Vergleichen Sie sich nicht mit anderen.** Jeder erholt sich anders nach einem Schlaganfall. Messen Sie Ihre Fortschritte an den Dingen, die Sie lernen und nicht an dem Fortschritt der Menschen um Sie herum. Feiern Sie Ihren Erfolg, ganz gleich für wie klein Sie ihn halten.

3.13 Selbsthilfegruppen und wichtige Addressen

Mitglieder können Ihre Einblicke, Bewältigungsstrategien und vielleicht sogar Ausrüstung oder andere Mittel mit Ihnen teilen. Eine Selbsthilfegruppe kann auch ein guter Ort sein, um Frustration, Ärger und Sorgen loszuwerden.

Nachfolgend finden Sie Informationen über Schlaganfall-Selbsthilfegruppen in Ihrem Bundesland.

> SCHLAGANFALL-HILFE ÖSTERREICH

Dachverband der Schlaganfallselbsthilfegruppen Österreichs
Generalsekretariat und Vertretung für Niederösterreich:

Manuela Messmer-Wullen
Mark-Schrems Gasse 1 | 2345 Brunn/Gebirge
Email: messmerwullen@netoase.com
Email: schlaganfallselbsthilfenoe@hotmail.com
Tel.: +43 (0)664 - 274 19 38

Irmgard Mader
Heumaderweg 8 | 4060 Linz
Tel.: +43 (0)732 **77 58 42**
Email: mader@schlaganfallselbsthilfe-ooe.at

Martin Pichler
Feldgasse 6 | A-4540 Bad Hall
Email: martin.pichler@aon.at

> VERTRETUNG FÜR DAS BUNDESLAND SALZBURG

DPT Bettina Brandauer, Christian Doppler Klinik Salzburg
Ignaz-Harrerstraße 79 | A-5020 Salzburg
Tel.: +43 (0)662 **4483 - 3034**
Email: b.brandauer@lks.at

> VERTRETUNG FÜR DAS BUNDESLAND STEIERMARK

Mag. Stephan Werner
Lamingfeldsiedlung E1/6 | A-8600 Bruck/Mur
Email: logo@ntk.at
Tel.: +43 (0)3862 **290 - 231**

> VERTRETUNG FÜR DAS BUNDESLAND TIROL

DSA Liselotte Langebner | Schlaganfallforum Tirol
Anichstraße 35 | A-6020 Innsbruck
Email: liselotte.langebner@uklibk.ac.at
Tel.: +43 (0)512 **504 238 68**

> VERTRETUNG FÜR DAS BUNDESLAND VORARLBERG

Armin Kloser
Sozialsprengel Hard | Ankergasse 24 | A-6971 Hard
Email: sozial@sprengel.at
Tel.: +43 (0)5574 - 74544

> VERTRETUNG FÜR DAS BUNDESLAND SALZBURG

Monika Maier | Selbsthilfe Kärnten –
Dachverband für Selbsthilfegruppen | Kempfstrasse 23/3
A-9021 Klagenfurt
Email: selbsthilfe.kaernten@aon.at
Tel.: +43 (0)463 - 504871

> WEITERE KONTAKTADRESSEN

Schlaganfall-Selbsthilfe Wien:

Verein Schlaganfallselbsthilfe für Wien

Riedelgasse 5, 1130 Wien

Tel.: +43 (1) 888 33 00 | **Fax:** +43 (1) 888 33 00 30

Email: office@schlaganfallselbsthilfe.org

Bürozeiten: Montag und Donnerstag 08:30 – 12:30 Uhr

Schlaganfallplattform Tirol:

Büro: Innrain 43 | 6020 Innsbruck

Tel: +43 (0)512 504-23868 oder 050504-23868

Fax: +43 (0)512 504-24255

Email: liselotte.langebner@uklibk.ac.at

http://florian.mescot.at/daten/shg/html/main.htm

An den unten angegebenen Stellen können Sie weitere Informationen zu wichtigen Themen finden:

Pflegetelefon des Bundesministeriums für Soziale Sicherheit, Generationen und Konsumentenschutz:
Tel.: +43 (0)800-20 16 22
Email: pflegetelefon@bmsg.gv.at

Pflegegeld
Betreuungsmöglichkeiten in der eigenen Wohnung
Finanzielle Hilfen und Förderungen
Sozialversicherungsrechtliche Absicherung von Pflegepersonen
Kurzzeitpflege, stationäre Weiterpflege, Urlaubspflege
Familienhospizkarenz
Hilfsmittel, Heilbehelfe, Adaptierungen

> BROSCHÜREN ZU THEMEN IM RAHMEN EINER BEHINDERUNG

Finanzielles
Seniorinnen und Senioren
Sozialentschädigung
Pflege
Rehabilitation
Arbeit
Kinder und Jugend

> BROSCHÜRENSERVICE

Mail: broschuerenservice@bmsg.gv.at

> BUNDESSOZIALÄMTER

sind die zentrale Anlaufstelle für Menschen mit Behinderungen in Österreich.

> WEITERE INFORMATIONEN ZU FOLGENDEN THEMENBEREICHEN

Beruf
Arbeitswelt
Entschädigungen
Familie
Gesellschaft
Soziales

Tel: +43 (0)5 99 88 (Ortstarif) | **www.**basb.bmsg.gv.at

Weitere Informationen erhalten Sie in Wien bei den **Gesundheits- und Sozialzentren** bzw. in den anderen Bundesländern in der **Sozialabteilung** der jeweiligen **Bezirkshauptmannschaft.**

> INFORMATIONEN ZU FOLGENDEN THEMENBEREICHEN

Führerschein nach einem Schlaganfall
Berechtigung für Benützung von Behindertenparkplätzen
Betreuungsmöglichkeiten inkl. Tageskliniken und Pflegeheime
Soziale Dienste | Sozialarbeit
Hauskrankenpflege
Kontinenzberatung
Physiotherapie/Ergotherapie/Logopädie
Seniorenberatung

> SACHWALTERSCHAFT

Für Fragen zur **Sachwalterschaft** wenden Sie sich bitte an das zuständige Bezirksgericht. Bei der Österreichischen Arbeitsgemeinschaft für Rehabilitation (1010 Wien, Stubenring 2/1/4; Tel: +43 (1) 515 15 33) können Sie sich über die Möglichkeit eines **Euroschlüssels** informieren, der Behinderten-WCs und -Lifte in Österreich, Deutschland, Schweiz und anderen europäischen Ländern sperrt.

> PFLEGEGELD

Pflegegeld ist ein zweckgebundener Zuschuss zur Abdeckung der Pflegekosten und kann beim Versicherungsträger beantragt werden. Anspruch besteht, wenn die Pflegebedürftigkeit vermutlich länger als 6 Monate anhalten wird und der Pflegebedarf mehr als 50 Stunden pro Monat beträgt

» Ich habe in den Tag hineingelebt, bis mich der Schlag getroffen hat. Jetzt lebe ich bewusst.«

Erich M., 56 Jahre

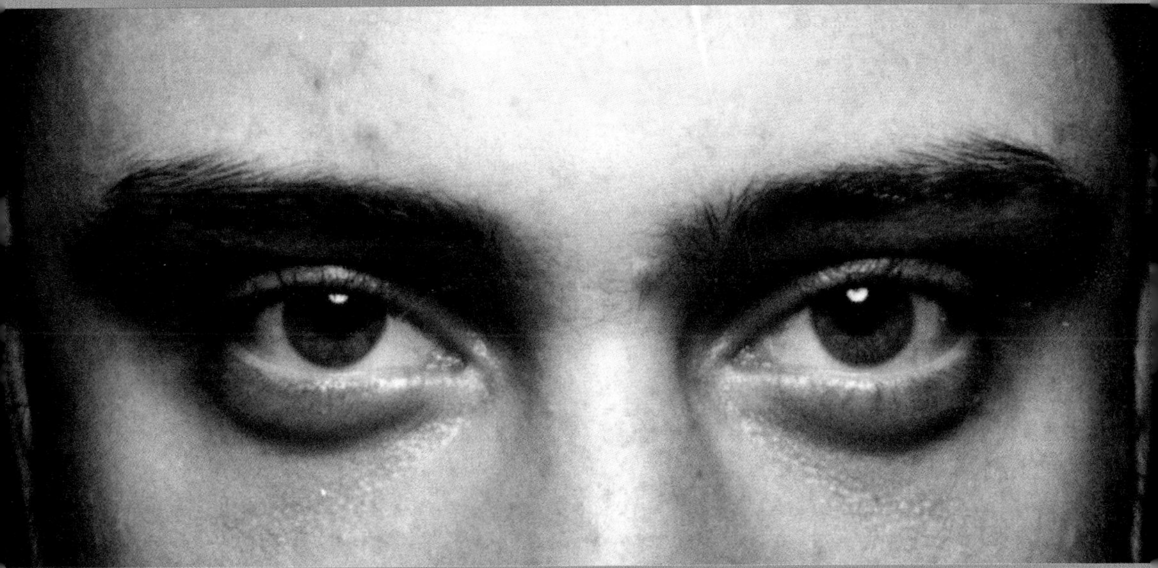

» Voraussetzung für die optimale Vorbeugung (= Prävention) eines neuerlichen Schlaganfalles ist die genaue Kenntnis Ihrer Risikofaktoren. Viele der Risikofaktoren können durch Änderungen im Lebensstil und/oder Medikamenteneinnahme entschärft oder ausgeschalten werden.

4. Prävention

4.1 Schlaganfall – Risikofaktoren und Vorbeugung

Bei konsequenter Umsetzung der aktuell gültigen Präventionsempfehlungen, kann das Risiko eines weiteren Schlaganfalles und das Risiko anderer Gefäßerkrankungen wie Herzinfarkt und Verschlusserkrankungen an den Beinarterien um 70 bis 90% verringert werden.

Veränderbare Risikofaktoren

> BLUTHOCHDRUCK

Von einem Bluthochdruck spricht man bei Werten ≥ 140/90 bzw. 130/85 bei Hochrisikopatienten.

> RAUCHEN

Sowohl aktives wie passives Rauchen erhöht das Schlaganfall Risiko.

> ZUCKERKRANKHEIT

(= Diabetes): Eine Zuckerkrankheit liegt vor, wenn Nüchternblutzucker einen Wert von 126 mg/dL erreichen oder übertreffen.

Ein gesunder Lebensstil und die regelmäßige «
Einnahme von Medikamenten können Sie vor neuerlichen
Schlaganfällen schützen!

> HOHE BLUTFETTE

Schädlich sind vor allem hohe Werte des ›schlechten Cholesterins‹ (= LDL Cholesterin). Nach einem Schlaganfall gelten LDL Werte ≥ 100 mg/dL als erhöht.

> BEWEGUNGSARMUT UND FETTLEIBIGKEIT

Wichtig ist es, das Körpergewicht, Hüft- und Bauchumfang und die Körpergröße zu kennen, um den so genannten Body-Mass Index (BMI) – ein Maß für die Fettleibigkeit – zu berechnen (Siehe BMI Nomogramm).

> ÜBERMÄSSIGER ALKOHOLKONSUM

Während kleine Mengen alkoholischer Getränke schützen, ist ein übermäßiger Konsum mit einem erhöhten Blutdruck und Schlaganfall Risiko verbunden.

> VORHOFFLIMMERN

Führt zu einem unregelmäßigen Pulsschlag und kann die Bildung von Blutgerinnsel im Herz begünstigen.

> EINENGUNG DER HALSSCHLAGADER

Eine Verlegung der Halsschlagader, über die ein Teil des Gehirns mit Blut versorgt wird, ist mit einem hohen Schlaganfall Risiko verbunden.

» Nehmen Sie die Vorbeugeempfehlungen ernst.
Die Zukunft liegt in Ihren Händen.

> SCHLAGERL (TIA)

Es handelt sich hier um vorübergehende Durchblutungsstörungen, die oft Vorboten eines schweren Schlaganfalles sind. Typisch sind kurzdauernde Probleme beim Sprechen, eine vorübergehende Schwäche von Hand, Bein oder einer gesamten Körperhälfte und Sehstörungen – kontaktieren Sie unmittelbar die Rettung (144).

Nicht veränderbare Risikofaktoren:

- **Hohes Alter**
- **männliches Geschlecht und**
- **familiäres Risiko**

4.2 Wie kann ich einem weiteren Schlaganfall vorbeugen?

Wenn Sie alle Vorbeugeempfehlungen genau umsetzen und Ihre Medikamente regelmäßig einnehmen, **sinkt das Risiko für einen weiteren Schlaganfall um bis zu 90%.**

Eine gesunde Ernährung hilft mit, vier Hauptrisikofaktoren für den Schlaganfall zu kontrollieren – hohe Blutfette, Bluthochdruck, Zuckerkrankheit und Übergewicht. «

Folgende Maßnahmen sind notwendig:

- Rauchen Sie nicht!
- Verbessern Sie Ihre Eßgewohnheiten – Gesunde Ernährung!
- Reduzieren Sie Ihren Salzkonsum!
- Vermeiden Sie übermäßigen Alkoholkonsum!
- Praktizieren Sie regelmäßige Bewegung und körperliche Ertüchtigung!
- Abnehmen bei Übergewicht!
- Reduzieren Sie Stress!
- Messen Sie Ihren Blutdruck regelmäßig!
- Kontrollieren Sie Ihre Cholesterin Werte!

» All diese Maßnahmen und Tipps zur Umsetzung werden im Folgenden ausführlich beschrieben. Nehmen Sie die Vorbeugeempfehlungen ernst. Die Zukunft liegt in Ihren Händen.

- Nehmen Sie Ihre Medikamente regelmäßig – entsprechend den Anweisungen Ihres Arztes.
- Setzen Sie keine Medikamente eigenständig ab.
- Bei Nebenwirkungen stehen so gut wie immer Ersatzpräparate zur Verfügung.
- Machen Sie regelmäßig Gesundheitsuntersuchungen und Blutzucker Tests.

Eine gesunde Ernährung ist abwechslungsreich und reich an Gemüse, Obst, Fisch, Getreide- und Milchprodukten, aber arm an Zucker und gesättigten Fettsäuren. «

4.3 Gesunde Ernährung und Gewichtsreduktion

Für manche Nahrungsmittel wird auch eine direkt schützende Wirkung angenommen. Eine gesunde Ernährung ist abwechslungsreich und **reich an Gemüse, Obst, Fisch, Getreide- und Milchprodukten, aber arm an Zucker und gesättigten Fettsäuren.**

Im Detail gelten folgende Empfehlungen:

> KOHLENHYDRATE

(Brot, Nudeln, Getreideprodukte, Reis und stärkehaltiges Gemüse wie Kartoffel): 6 oder mehr Portionen pro Tag – eine Portion entspricht einer Schnitte Brot, einer halbe Tasse Reis oder Nudeln, einer Tasse Müsli, zwei Kartoffeln, usw. Essen Sie Vollkornprodukte. Bei Knabbergebäck wählen Sie Produkte mit niedrigem Salz und Fettgehalt.

> OBST UND GEMÜSE

5 oder mehr Portionen pro Tag. Eine Portion entspricht einer mittelgroßen Frucht, einer halben Tasse Fruchtsaft, einer halben Tasse gekochtem oder rohem Gemüse. Früchte und Gemüse sind reich an Vitaminen, Mineralstoffen und Fasern, arm an Kalorien, Salz und frei von Cholesterin.

Viel: Gemüse, Obst, Fisch, Getreide- und Milchprodukten, aber Wenig: Zucker und gesättigte Fettsäuren.

> FLEISCH UND FISCH

Obergrenze 200 Gramm pro Tag. Essen Sie mageres hochwertiges Fleisch. Entfernen Sie sichtbares Fett. Essen Sie zumindest 2 mal pro Woche Fisch – aufgrund des hohen Gehalts an Omega-3 Fettsäuren sind ›fette‹ Fischsorten wie Lachs, Karpfen, Forelle, Hering oder Aal erlaubt.

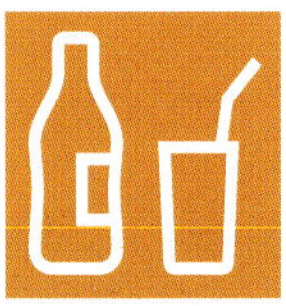

> MILCHPRODUKTE

2 bis 4 Portionen pro Tag. Eine Portion entspricht einer Tasse Milch, einem kleinen Becher Jogurt oder 30 Gramm Käse. Verwenden Sie bevorzugt Milchprodukte mit geringem Fettgehalt (< 2% oder fettfrei). Bei Käse sind fettarme Sorten vorzuziehen.

> FETTE UND ÖLE

Obergrenze 5 bis 8 Teelöffel. Diese Empfehlung inkludiert Öle zum Braten und auf Salate. Verwenden Sie hochwertige Öle mit niedrigem Gehalt an gesättigten Fettsäuren wie Olivenöl, Sojaöl, Sonnenblumenöl, Erdnussöl oder andere Pflanzenöle. Die ungesättigten Fettsäuren in diesen Ölen helfen, das Cholesterin zu senken. Vermeiden Sie hochraffinierte Fette, Kokosfett, und Schmalz (reich an gesättigten Fettsäuren). Samen und Nüsse sind sehr reich an Ölen (1 Teelöffel Samen/Nüsse entspricht einem Teelöffel Öl). Dies gilt auch für Avocado (eine ganze Frucht entspricht 8 Teelöffeln Öl) und Oliven (10 Stück entsprechen 1 Teelöffel Öl).

> ALKOHOLKONSUM

Obergrenze 25 Gramm pro Tag (entspricht: ¼ Liter Wein oder 1 Bier).

Wie reduziere ich die Kalorienanzahl und den Gehalt an gesättigten Fettsäuren?

Verwenden Sie hochwertige Öle und Fette oder verwenden Sie Geschirr, das fettfreies Kochen zulässt. Entfernen Sie sichtbares Fett vor dem Kochen. Wählen Sie Zubreitungsarten, die mit wenig Fett auskommen und vermeiden Sie frittierte Lebensmittel. Lassen Sie nach dem Kochen Fett oder Bratensaft abrinnen und schränken Sie den Konsum von Saucen ein.

Wie reduziere ich den Cholesteringehalt in der Nahrung?

Tierprodukte wie Fleisch, Eier, Butter, Vollmilch, Schlagsahne, Käse, Speiseeis, Innereien und Kokosnussfett sind reich an Cholesterin. Essen Sie entsprechend kleine Mengen. Ein Ei enthält 213 mg Cholesterin, was beinahe der empfohlenen Tagesdosis von 300 mg entspricht.

» Eine konsequente Gewichtsreduktion fördert die Gesundheit und Wohlbefinden und verlängert Ihr Leben.

Wie reduziere ich den Salzkonsum?

Während nur ½ Gramm Salz (= ½ Teelöffel) pro Tag benötigt wird, nehmen die Österreicher im Durchschnitt 6 bis 18 Gramm Salz zu sich. Wenn Sie das Salzen von Speisen während der Zubereitung vermeiden, kann der Salzkonsum halbiert werden. Verwenden Sie statt Salz Kräuter und natürliche Gewürze (Chili, Ingwer, etc). Einen besonders hohen Salzgehalt weisen folgende Nahrungsmittel auf: Salzgebäck, Dosenfisch, Speck, Würste, Ketchup, kommerzielle Saucen. Wenn Sie Gemüse aus der Dose verwenden, waschen Sie das Gemüse vor dem Kochen mit reichlich Wasser.

Wie koche ich gesund?

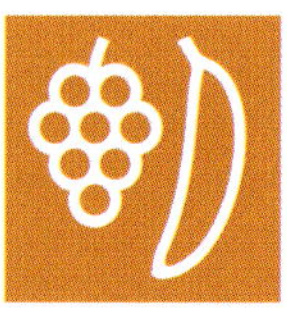

Achten Sie auf eine schonende Zubereitung der Nahrungsmittel. Vermeiden Sie Frittieren und Braten (mit viel Fett). Beim Grillen sollte ein Gitter verwendet werden, damit das Fett abtropfen kann. Zu empfehlen sind Dünsten, Backen und Rösten. Auch Mikrowelle und Wok können für eine fettarme Zubereitung verwendet werden. Kochen Sie Gemüse nicht zu lange, damit Vitamine und andere Inhaltsstoffe erhalten bleiben. Strecken Sie Salat Dressing mit fettarmem Jogurt.

Nahezu **jeder zweite Österreicher leidet an Übergewicht** und immerhin jeder achte an Fettsucht. Übergewicht und Fettsucht sind über den so genannten ›Body-mass Index (= BMI)‹ definiert, der aus dem Gewicht und der Körpergröße errechnet wird (siehe Beilage).

Übergewicht (BMI > 25) und **Fettsucht** (BMI > 30)
sind mit einem
hohen Schlaganfall- und Herzinfarkt Risiko verbunden,
und führen häufig zu
Bluthochdruck und **Zuckerkrankheit.**

Eine konsequente Gewichtsreduktion fördert die Gesundheit und das Wohlbefinden und verlängert Ihr Leben.

» Der ›Body-Mass-Index‹ (BMI) beschreibt das Ausmaß an Übergewicht.

BMI Nomogramm:

- zeichnen Sie Ihr Gewicht und die Größe auf den jeweiligen Achsen ein
- verbinden Sie Punkte mit einer Linie.
- Dort wo die Linie die BMI Skala schneidet, kann der BMI abgelesen werden.

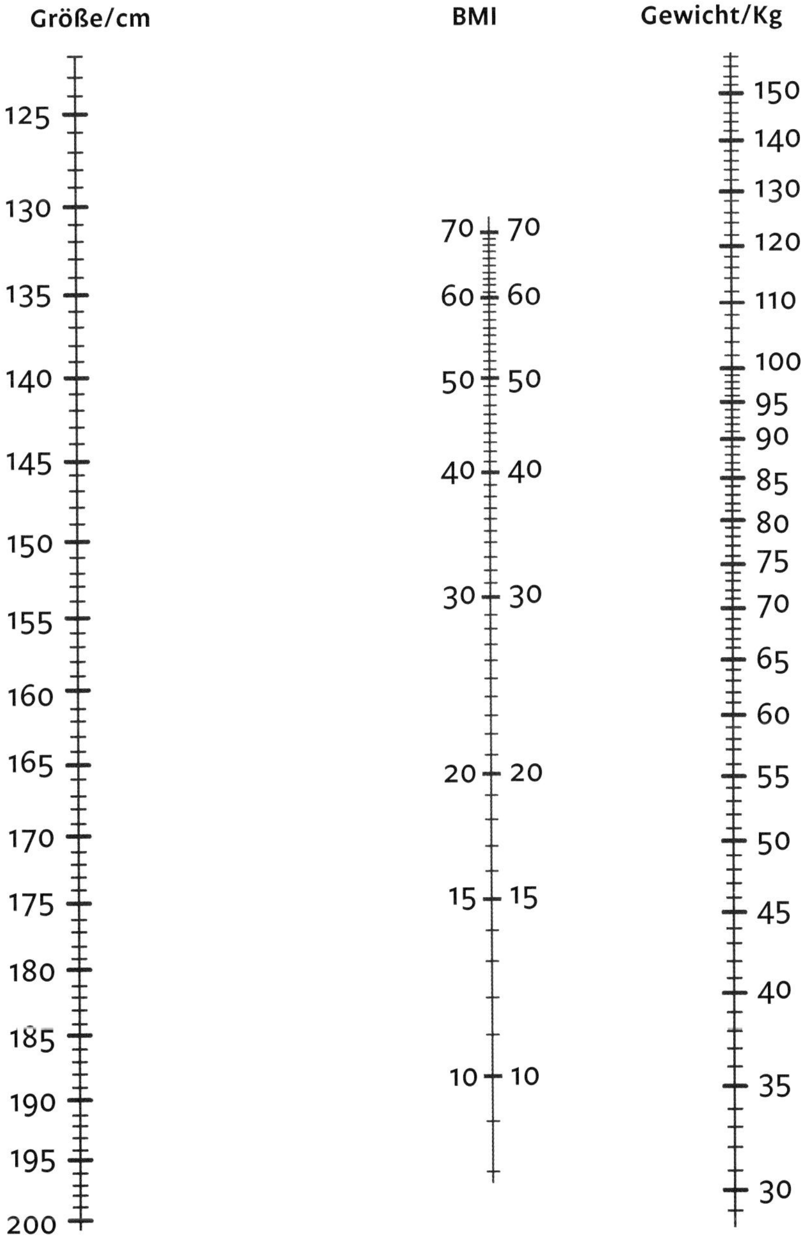
Größe/cm
BMI
Gewicht/Kg
125
130
135
140
145
150
155
160
165
170
175
180
185
190
195
200
70
60
50
40
30
20
15
10
150
140
130
120
110
100
95
90
85
80
75
70
65
60
55
50
45
40
35
30

» Ausreichende Bewegung und körperliche Aktivität senken Ihr Risiko für einen weiteren Schlaganfall und andere Gefäßerkrankungen, helfen den Blutdruck zu kontrollieren und verbessern den Stoffwechsel.

Wie kann ich erfolgreich abnehmen?

Es ist generell einfach, mit einer Diät zu starten aber schwierig, sie durchzustehen. Sie sollten damit beginnen, realistische Ziele zu definieren und im Vorhinein mögliche Probleme aufdecken und Lösungswege vorschreiben. Empfehlenswert ist es, eine Diätberaterin zu kontaktieren, um sich einen professionellen Diätplan ausarbeiten zu lassen und mit Nahrungstabellen vertraut zu werden. Die Erfolgsaussichten sind am besten, wenn ein langsames Abnehmen angepeilt wird und man sich durch kleinere Rückschritte nicht entmutigen lässt.

Stellen Sie fest, ob Sie meist aus Gewohnheit oder aufgrund eines Hungergefühls essen. In bestimmten Situationen, wie beim Fernsehen, ist Gewohnheitsessen häufig. Überlegen Sie sich, wie Sie Versuchungen widerstehen. Vermeiden Sie Langeweile und Ärger, am besten, indem Sie sich einen aktiven Freizeitplan mit Sport und eventuell neuen Hobbys zurechtlegen. Gehen Sie niemals mit großem Hunger einkaufen. Überfordern Sie sich nicht und lassen Sie sich durch ›Ausrutscher‹ nicht entmutigen.

Wie soll ich meine Essgewohnheiten ändern?

Essen Sie langsam und bevorzugt kleinere Portionen. Mehrere leichte Mahlzeiten sind besser als eine üppige Hauptmahlzeit. Sorgen Sie für Abwechslung. Wenn Sie Hunger verspüren, essen Sie nicht sofort, sondern warten Sie 15 bis 30 Minuten, damit Sie lernen, das Hungergefühl zu kontrollieren. Bereiten Sie die Speisen schonend und möglichst fettarm zu. Lesen Sie die Aufschrift auf den Lebensmitteln und vermeiden Sie solche, die reichlich Zucker, Fett und Kalorien enthalten. Trinken Sie viel Wasser und limitieren Sie den Alkoholkonsum. Eine gesunde Ernährung wird sinnvollerweise durch einen Bewegungsplan ergänzt.

Datum :				
Mein Gewicht:	kg	kg	kg	kg
Mein BMI :	kg/m^2	kg/m^2	kg/m^2	kg/m^2

» Beginnen Sie langsam mit kurzer Belastungsdauer und mäßiger Intensität und steigern Sie sich schrittweise.

4.4 Ausreichende Bewegung als Basis für einen gesunden Lebensstil

Darüber hinaus steigern sich Kondition und Fitness. Nachgewiesen sind auch günstige Effekte auf Knochendichte und Qualität des Nachtschlafes.

Welche Tätigkeiten sind geeignet?

Längeres Gehen, Wandern, Fahrrad Fahren und Gymnastik sind ebenso geeignet wie Schwimmen, Langlaufen oder Gartenarbeit. Wählen Sie eine oder mehrere Tätigkeiten, die Ihnen Freude bereiten und auch langfristig durchführbar sind. Bitte klären Sie zunächst mit Ihrem Arzt, wie belastbar Sie sind. Beginnen Sie langsam mit kurzer Belastungsdauer und mäßiger Intensität und steigern Sie, je nach Leistungsfähigkeit, schrittweise Dauer und Anstrengung.

Extreme Belastungen sind zu vermeiden. Vergessen Sie nicht auf eine ausreichende Flüssigkeitszufuhr vor und während des Trainings. Ideal sind regelmäßige Bewegung und Sportausübung von **30 bis 60 Minuten pro Tag an zumindest fünf Tagen der Woche.** Abwechslung und gemeinsame Aktivitäten mit Freunden können der Motivation förderlich sein. Vergleichen Sie sich aber nicht mit anderen, sondern verfolgen Sie Ihre eigenen Trainingsziele. **Vermeiden Sie jede Verletzungsgefahr**, wenn Sie blutverdünnende Medikamente einnehmen.

Medikamente schützen nur dann optimal, wenn sie regelmäßig eingenommen werden. «

4.5 Tipps zur Medikamenteneinnahme

Bei der Einnahme von Medikamenten ist so manches zu beachten.

> WARUM?

Sie sollten verstehen, warum Sie das Medikament einnehmen. Sofern Sie nicht im Detail informiert wurden, fragen Sie Ihren Arzt und entnehmen Sie dieser Broschüre weitere Informationen.

> WANN UND WIE?

Medikamente sollten regelmäßig, in der richtigen Dosierung und zur passenden Tageszeit eingenommen werden. Am besten, Sie fertigen sich ein Medikamentenraster an oder verwenden eine Medikamentenschachtel. Die meisten Medikamente können zu den Mahlzeiten eingenommen werden.

> WIE LANGE?

Die meisten Medikamente, die Ihnen nach einem Schlaganfall verschrieben wurden, sind als Dauertherapie gedacht. Bitte setzen Sie keine Medikamente eigenständig ab. Sollten Nebenwirkungen auftreten, kontaktieren Sie Ihren Arzt. In vielen Fällen bestehen Nebenwirkungen vorübergehend oder es stehen wirksame Ersatzpräparate zur Verfügung.

» Bitte nehmen Sie neue Medikamente (z.B. Schmerzmittel) nur nach Rücksprache mit Ihrem Arzt ein und fragen Sie nach, ob Wechselwirkungen mit den anderen Medikamenten auftreten können.

> WECHSELWIRKUNGEN?

Medikamente können sich in ihrer Wirkung aufheben oder verstärken. Bitte nehmen Sie neue Medikamente (z.B. Schmerzmittel) nur nach Rücksprache mit ihrem Arzt ein und fragen Sie nach, ob Wechselwirkungen mit den anderen Medikamenten auftreten können.

> REGELMÄSSIGE MEDIKAMENTENEINNAHME SICHERSTELLEN

Hilfreich kann die Verwendung von Medikamentenschachteln, Erinnerungsnotizen oder Alarmsignale (z.B. Wecker stellen) sein. Sie sollten auch Ihre Angehörigen und Freunde zur Unterstützung mit einbinden. Sollte es trotz all dieser Maßnahmen zu groben Unregelmäßigkeiten kommen, besprechen Sie das weitere Vorgehen mit Ihrem Arzt (Unterstützung durch eine Hauskrankenpflege, etc.).

> ALLGEMEINE TIPPS

Lassen Sie die Medikamente in der Originalverpackung, um Verwechslungen vorzubeugen. Füllen Sie rechtzeitig Ihren Vorrat wieder auf. Bewahren Sie die Medikamente außerhalb der Reichweite Ihrer Kinder auf.

> REZEPTGEBÜHR UND GENERIKA

Generika sind Nachbaumedikamente, die denselben Inhaltsstoff wie das Originalpräparat enthalten. Für den Bezug von Medikamenten von der Apotheke muss in Österreich eine Rezeptgebühr bezahlt werden.

Jeder Patient mit einem Schlaganfall benötigt dauerhaft eine Blutverdünnung, um weiteren Schlaganfällen vorzubeugen. Die Blutverdünnung verhindert, dass sich neue Gerinnsel bilden und Hirngefäße verlegen. «

Bei einem erhöhten Medikamentenbedarf, wie das nach einem Schlaganfall häufig der Fall ist, kann um eine Rezeptgebührenbefreiung bei der zuständigen Krankenkasse beantragt werden – allerdings nur, wenn das Monatsnettoeinkommen für Alleinstehende 793.5 ¤ (Stand 2006) bzw. für Ehepaare 1055.9 ¤ (Stand 2006) nicht übersteigt. Für jedes mitversicherte Kind steigt der Richtsatz um 72.3 ¤. Für den Antrag ist ein Einkommensnachweis erforderlich.

4.6 Wichtiges zur Blutverdünnung

Man unterscheidet zwischen Plättchen-Hemmern, die die Wirkung der Blutplättchen abschwächen, und einer Antikoagulation (= AK Therapie), die direkt in die Blutgerinnung eingreift. Zu den Plättchen-Hemmern zählt unter anderem das bekannte Aspirin® (auch unter anderen Namen im Handel), an Antikoagulantien sind in Österreich vor allem die Medikamente Sintrom® und Marcoumar® in Verwendung.

Durch verschiedene Untersuchungen während Ihres Krankenhausaufenthaltes kann zumeist die Ursache des Schlaganfalles geklärt werden. Hiervon hängt ab, von welcher Art von Blutverdünnung Sie am meisten profitieren.

Wissenswertes zur Antikoagulation (AK Therapie):

Die AK Therapie ist vor allem beim Vorhofflimmern (siehe entsprechendes Kapitel) eine sehr wirksame Therapieform. Es ist aber zu beachten, dass man bei Einnahme einer AK-Therapie ein ›künstlicher Bluter‹ ist. Um das Risiko von Blutungen klein zu halten, sind verschiede Verhaltensmaßnahmen notwendig. Bitte beachten Sie sorgfältig die Anweisungen Ihres Arztes.

Das Medikament muss regelmäßig immer zur selben Tageszeit (zumeist abends) eingenommen werden. Die notwendige Dosierung des Medikamentes wird in einem **persönlichen AK-Pass** für mehrere Tage oder Wochen festgelegt. **Regelmäßig müssen Blutuntersuchungen durchgeführt werden**, um die Einstellung der Blutverdünnung zu überprüfen. Der meist verwendete Labortest heißt INR und sollte üblicherweise zwischen 2 und 3 liegen. Bei Werten unter 2 ist die Wirkung der AK Therapie nicht ideal, bei Werten über 4 bis 5 steigt das Risiko von Blutungen an. Vermeiden Sie einen übermäßigen Konsum von Nahrungsmitteln, die reichlich Vitamin K enthalten, da dies die Wirkung der AK-Therapie aufheben kann (z.B. Sauerkraut, Broccoli, Kohl, Leber).

Nehmen Sie kein Aspirin zusätzlich zur AK Therapie ein. Bitte halten Sie immer Rücksprache mit Ihrem Arzt, bevor Sie neue Medikamente einsetzen (Wechselwirkungen!). Wenn Sie eine AK Therapie einnehmen, dürfen keine Spritzen in den Muskel verabreicht werden. Vor Operationen oder Zahnentfernung muss nach strikter Anweisung des Arztes eine mehrtägige Pause der AK Therapie eingelegt werden. Der Schutz gegen neuerliche Schlaganfälle wird in diesem Fall durch so genannte Thrombosespritzen gewährleistet, die vor und so lange nach dem Eingriff verabreicht werden, bis die Blutproben wieder INR Werte zwischen 2 und 3 ergeben. Vermeiden Sie Tätigkeiten (insbesondere Sportarten), die mit einem hohen Verletzungsrisiko einher gehen.

Frauen vor dem Wechsel sollten eine geeignete **Empfängnisverhütung** durchführen, da die AK Therapie zu möglichen Schäden beim ungeborenen Kind (Schwangerschaft) führen kann. Schlussendlich, tragen Sie Ihren AK-Pass immer bei sich.

Was tun bei Problemen?

Kontaktieren Sie Ihren Arzt immer, wenn Sie stärkere Blutungen bemerken (rot verfärbter Urin, schwarze Stühle, starkes Nasenbluten, verstärkte Regelblutung), Unfälle und Verletzungen passieren oder eine Schwangerschaft eintritt.

Das Ihnen verordnete Medikament heißt:

Mein Ziel INR: bis

Meine Blutgruppe:

» Ein langfristig erhöhter Blutdruck schädigt große und kleine Gefäße in allen Organen. Der Bluthochdruck ist der wichtigste Schlaganfall Risikofaktor und kann auch zu Herzinfarkt, Herzschwäche und Nierenschädigung führen.

Wissenswertes zur Blutverdünnung mit Plättchen-Hemmern:

Plättchen-Hemmer wie das Aspirin wirken auf die Blutplättchen und vermindern deren Fähigkeit zu verklumpen und Gerinnsel zu bilden. In dieser Weise schützen Plättchen-Hemmer vor erneuten Schlaganfällen und auch anderen Gefäßerkrankungen. Neben Aspirin werden als Plättchen-Hemmer eingesetzt: Clopidrogel (Plavix) oder Acetylsalicylsäure mit Dipyridamol (Asasantin). Nehmen Sie die Plättchen-Hemmer regelmäßig ein.

Eine unregelmäßige Einnahme bietet keinen Schutz. Wegen der besseren Verträglichkeit erfolgt die Einnahme nach den Mahlzeiten. Nebenwirkungen sind insgesamt selten. Gelegentlich kann es zu Magengeschwüren, Durchfällen, Blutungen, Blutbildveränderungen und meist vorübergehenden Kopfschmerzen kommen. Sollten Nebenwirkungen auftreten, setzen Sie Ihr Medikament nicht eigenständig ab, sondern halten Sie Rücksprache mit Ihrem Arzt. Dieser kann feststellen, ob die bemerkten Beschwerden tatsächlich auf den Plättchenhemmer zurückzuführen sind und gegebenenfalls ein Ersatzpräparat oder Zusatzmedikament verordnen. Bei Verletzungen ist das Blutungsrisiko erhöht. Deshalb vermeiden Sie gefährliche Tätigkeiten und Sportarten.

Vor Operationen muss der Plättchen-Hemmer bis zu 10 Tage pausiert werden. Der Schutz gegen neuerliche Schlaganfälle kann zwischenzeitlich durch so genannte Thrombosespritzen gewährleistet werden. Bitte besprechen Sie das Vorgehen in jedem Fall mit Ihrem Arzt.

Regelmäßige Blutdruckmessungen sind Voraussetzung für eine zufrieden stellende Blutdruckeinstellung. «

4.7 Kampf dem Bluthochdruck

Der systolische Blutdruck (1. Wert) ist der Druck in den Gefäßen, während das Herz arbeitet (Kontraktion des Herzmuskels), der diastolische Blutdruck (2. Wert) ist der Druck im Gefäßsystem, während das Herz ruht (kurze Ruhephase).

Wie kann der Bluthochdruck festgestellt werden?

Durch regelmäßige Messungen bei Ihrem Arzt oder durch Selbstmessungen unter Verwendung geprüfter Geräte. Der Blutdruck kann in sitzender oder liegender Position gemessen werden.

Als Normaldruck gelten Werte < 120/80.
Als Bluthochdruck gelten Wert ≥ 140/90.
Grenzenwerte, Vorstufe zum Bluthochdruck: 120-139/80-89

Bei Hochrisiko Patienten werden vom Arzt oft auch 24-Stunden Messungen verordnet. Diese Messungen erlauben es, Druckwerte während körperlicher Anstrengung (Belastungshochdruck) und während des Nachtschlafes zu bestimmen.

Wann wird nach dem Schlaganfall mit der Blutdrucksenkung begonnen?

In den ersten Stunden und Tagen nach dem Schlaganfall kann ein hoher Blutdruck helfen, den Schlaganfall klein zu halten. Deshalb werden im Regelfall keine neuen Blutdruck-Medikamente angesetzt und oft auch vorher eingenommene Medikamente pausiert. Wenn die ersten Tage vorbei sind, werden

Blutdruck-Medikamente in kleinen Mengen einschleichend verabreicht und langsam über Wochen gesteigert. Deshalb sind bei Entlassung aus dem Krankenhaus oft die Zielwerte für den Blutdruck noch nicht erreicht!

Welche Ziel-Blutdruckwerte sollten erreicht werden?

Alle gemessenen Werte sollten kleiner als 140/90 sein. Für Hochrisiko Patienten liegen die Zielwerte < 130/80 (Patienten mit Zuckerkrankheit, Nierenschädigung oder ausgeprägter Herzschwäche). **Generell gilt ›Je tiefer desto besser!‹** Die früher gängige Meinung, dass Schlaganfallpatienten einen höheren Blutdruck benötigen, ist eindeutig widerlegt. Auch die Meinung, dass ein höherer Blutdruck für den Patienten angenehmer ist (Lebensqualität) ist nicht zutreffend.

Welche Maßnahmen sind wichtig und effektiv, um den Blutdruck zu senken?

Grundlage einer modernen Blutdrucktherapie sind **Lebensstilmodifikationen.** Folgende Maßnahmen können den Blutdruck deutlich und nachhaltig zu senken:

> GEWICHTSREDUKTION BEI ÜBERGEWICHT

Eine langsame Senkung des Gewichtes ist meist mit besseren Erfolgsaussichten verbunden und nachhaltiger wirksam. Bei massivem Übergewicht kommen z.T. auch Medikamente oder Operationen zur Anwendung. **Gesunde Ernährung** mit reichlich Gemüse, Obst, Fisch, Getreide- und Milchprodukten aber wenig Zucker und gesättigten Fettsäuren.

> SALZRESTRIKTION

Eine Einschränkung des Salzkonsums senkt den Blutdruck ähnlich effektiv wie ein Blutdruck-Medikament. Während nur ½ Gramm Salz (= ½ Teelöffel) pro Tag benötigt wird, nehmen die Österreicher im Durchschnitt 6 bis 18 Gramm Salz zu sich. Vermeiden Sie es, Speisen bei der Zubereitung zu salzen. Allein dadurch kann der Salzkonsum halbiert werden. Einen besonders hohen Salzgehalt weisen folgende Nahrungsmittel auf: Salzgebäck, Dosenfisch, Speck, Würste, Ketchup, kommerzielle Saucen.

» Ein Übergenuß an Alkohol erhöht den Blutdruck und das Schlaganfallrisiko beträchtlich, während umgekehrt kleine und regelmäßig konsumierte Mengen schützen.

> ALKOHOLKONSUM

Schränken Sie Ihren Alkoholkonsums auf Mengen ≤ 25 Gramm pro Tag (entspricht ¼ Liter Wein oder 1 Bier) ein.

> KÖRPERLICHE AKTIVITÄT

Steigern Sie Ihre körperliche Aktivität auf zumindest ½ Stunde leichtes Ausdauertraining an zumindest 5 Tagen der Woche (gemeint sind Wandern, rasches Gehen, Radfahren, Schwimmen, etc.). Leistungssport ist nicht gesund.

Was ist bei der Einnahme von Blutdruck-Medikamenten zu berücksichtigen?

Die meisten Schlaganfallpatienten benötigen ein oder mehrere Blutdruck Medikamente zum Erreichen der Blutdruck-Zielwerte. Regelmäßige Blutdruckmessungen sind Voraussetzung für eine zufrieden stellende Blutdruckeinstellung. **Lebensstilmodifikationen helfen Medikamente einzusparen.** Verschiedene Blutdruckmedikamente haben unterschiedliche Wirkmechanismen und wirken nur, wenn sie regelmäßig eingenommen werden.

Zahlreiche Medikamente senken den Blutdruck, die Auswahl richtet sich nach dem Gesundheitszustand des Einzelnen. «

Folgende Arten von Blutdruckmedikamenten werden häufig eingesetzt:

> **Diuretika** (Führen zur Ausscheidung von überschüssigem Salz),

> **ß-Blocker** (Reduzieren die Pulsfrequenz und den Blutauswurf aus dem Herz),

> **Kalziumkanal Blocker, ACE Hemmer** und **Angiotensin Rezeptor Blocker** (Erweitern die verengten Blutgefäße).

Die meisten Patienten vertragen Blutdruckmedikamente gut ohne Nebenwirkungen. Falls Nebenwirkungen auftreten, kontaktieren Sie Ihren Arzt. Dieser kann meist feststellen, welches Medikament verantwortlich ist und ein alternatives Präparat verordnen. Mögliche Nebenwirkungen sind: Müdigkeit, Schlafstörungen, Hautausschläge, Geschmacksstörungen, Husten, Schwellungen der Knöchel, Probleme mit der Potenz, kalte Hände oder Füße.

» Es gibt Hinweise, dass nach einem Schlaganfall Blutdruckmedikamente aus der Klasse der Angiotensin Rezeptor Blocker besonders günstig sind.

Die Ihnen verordneten Medikamente heißen:

Blutdruck Zielwerte < ________ / ________

HYPERTONUNS ≥ 140 / 90

PRÄ-HYPERTONUNS 120 – 139 / 80 – 89

NORMALDRUCK < 120 / 80

Welches Medikament ist für mich das Beste?

Ganz vorrangig ist das Erreichen der Blutdruck-Zielwerte. Die Wahl der Medikamente hängt von Begleiterkrankungen, Alter und Lebensumständen ab. Es gibt Hinweise, dass nach einem Schlaganfall Blutdruck-Medikamente aus der Klasse der Angiotensin Rezeptor Blocker besser schützen als andere Präparate.

Hohe Blutfette fördern die Bildung von Gefäßverkalkungen (= Arteriosklerose) und erhöhen somit das Schlaganfallrisiko. «

Entlassung	Kontrolle	Kontrolle
HDL Cholesterin		
LDL Cholesterin		
Triglyzeride		

Ich nehme folgendes Medikament ein: ______________________

Mein LDL Cholesterin Zielwert: < ____________ mg/dL

4.8 Maßnahmen bei hohen Blutfetten

Unterschieden wird zwischen dem schädlichen Cholesterin (= LDL), das sich in der Gefäßwand ansammelt, und dem schützendem Cholesterin (= HDL), das beiträgt überschüssiges Cholesterin aus der Gefäßwand abzutransportieren. Der Cholesterinwert wird immer nüchtern gemessen.

Beide Cholesterin-Fraktionen werden routinemäßig bestimmt. Als dritter Wert werden die Triglyzeride gemessen. Es handelt sich hier um das Hauptfett im menschlichen Körper und einen wichtigen Energieträger. Triglyzeride stammen aus der Nahrung und können

» Beinahe jeder Schlaganfallpatient benötigt zur Vorbeugung eine Dauertherapie mit einem Statin.

auch im Körper erzeugt werden. Werte > 200 mg/dL sind mit einem erhöhten Schlaganfall Risiko verbunden – allerdings ist die Wertigkeit geringer als die des Cholesterins.

Wie kann ich mein Cholesterin senken?

Eine gesunde Lebensweise trägt auch zur Senkung des Cholesterinwertes bei. Wichtig sind eine gesunde Ernährung, regelmäßige Bewegung und bei Übergewicht Gewichtsreduktion. Hohe LDL Cholesterin Spiegel können auch mit Medikamenten, den so genannten Fettsenkern (= Statinen), effektiv gesenkt werden. Beinahe jeder Schlaganfallpatient benötigt zur Vorbeugung eine Dauertherapie mit einem Statin. Statine führen zu einer **Reduktion des Schlaganfallrisikos um ungefähr 25%.**

Statine führen zu einer Reduktion des Schlaganfallrisikos um ungefähr 25%. «

Wie reduziere ich den Cholesteringehalt in der Nahrung?

Siehe Abschnitt zur Ernährung !

Wie sind Statine anzuwenden und wie wirken sie?

Statine können bereits kurz nach dem Schlaganfall eingenommen werden. Sie senken den LDL Cholesterin Wert und hemmen Entzündungsvorgänge in der Gefäßwand.

Statine sind generell sehr gut verträglich. Nebenwirkungen wie Leberschädigung und Muskelzerfall (Warnsymptome: Muskelschmerzen und Braunverfärbung des Urins) sind sehr selten. Nicht eingesetzt werden dürfen Statine bei Leber- und Muskelerkrankungen, auch nicht während der Schwangerschaft und Stillzeit.

Die Einnahme von Statinen sollte regelmäßig abends erfolgen. Etwa 4 Wochen nach Therapiebeginn wird eine Blutabnahme mit Kontrolle von Leber- (GGT, GOT) und Muskelwerten (CK) empfohlen, ebenso wie eine **Kontrollbestimmung des LDL Wertes.** Der **Zielwert liegt unter 100 mg/dL** bzw. bei Hochrisikopatienten sogar **unter 70 mg/dL.** Ist dieser Wert nicht erreicht, sollte eine Steigerung der

» Der Zielwert für das LDL liegt unter 100mg/dl bzw. bei Hochrisiko Patienten unter 70mg/dl.

Medikamentendosis oder aber eine Umstellung auf ein stärker wirksames Statin erfolgen. **Ein optimaler Schutz ist nur bei Erreichen der Zielwerte gegeben.**

Zu beachten ist, dass bei Einnahme von Statinen folgende andere Medikamente problematisch sind: Medikamente, die nach Organtransplantaten gegeben werden (Cyclosporin), bestimmte Antibiotika (Erythromycin, Clarithromycin) und anderen Fett senkende Medikamenten (Niacin, Gemfibrozil). Vermeiden Sie zudem hohe Mengen an Grapefruitsaft, da dieser den Abbau der Statine hemmen kann.

Seit kurzer Zeit sind auch Medikamente verfügbar, die die Aufnahme des Cholesterins über die Nahrung blockieren (= Resorptionshemmer). Diese Medikamente können dann eingesetzt werden, wenn Statine nicht genügen, das Therapieziel von LDL < 100 mg/dL zu erreichen, wenn Statine nicht vertragen werden oder wenn sie primär nicht gegeben werden dürfen (z.B. bei Muskelerkrankungen).

Kontrollieren Sie regelmäßig Ihr Cholesterin!

Zigarettenrauchen ist der wichtigste vermeidbare Risikofaktor für Gefäßerkrankungen. Wenn Sie rauchen, gefährden Sie Ihre Gesundheit und auch diejenige Ihrer Familienangehörigen und Freunde (passives Rauchen). «

4.9 Entwöhnung vom Rauchen

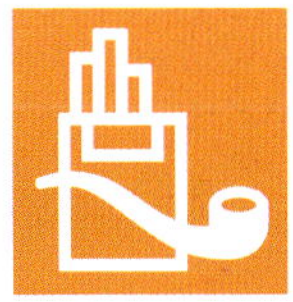

Der Erfolg einer modernen Vorbeugetherapie zur Vermeidung weiterer Schlaganfälle wird durch unveränderten Zigarettenkonsum zumindest teilweise zunichte gemacht. **Es gibt somit viele Gründe, das Rauchen unmittelbar und vollständig einzustellen.** Wenn Sie sich eine vollständige Nikotinkarenz nicht zutrauen oder bereits mehrfach rückfällig geworden sind, besprechen Sie dies offen mit Ihrem Arzt und nehmen Sie fallweise die **professionelle Hilfe einer ›Raucherberatung‹** in Anspruch.

Wie schaffe ich es, das Rauchen einzustellen?

Erstellen Sie eine Liste mit all Ihren Gründen, warum Sie das Rauchen einstellen möchten. Vernichten Sie Ihre Vorräte an Zigaretten und werfen Sie Streichhölzer, Feuerzeuge und Aschenbecher weg.

Vermeiden Sie Situationen, in denen Sie üblicherweise zur Zigarette greifen. Erstellen Sie für die nächste Zeit ein intensives Freizeitprogramm, das viel Sport enthält. Bitten Sie Ihre Freunde und Angehörigen, Sie zu unterstützen. Rechnen Sie sich aus, wie viel Geld Sie ersparen und belohnen Sie sich, indem Sie sich für das Geld etwas kaufen. Erlernen Sie einfache Entspannungsübungen, die Sie im Falle eines erneuten Verlangens anwenden können (Atemübungen, Entspannungsmusik, etc.).

» Nach erfolgreicher Entwöhnung vom Rauchen sinkt das Schlaganfallrisiko und nähert sich dem Risiko von Nicht-Rauchern an.

Was, wenn ich rückfällig werde?

Unbedingt sollten auch einzelne Zigaretten vermieden werden, da dadurch das Verlangen meist steigt und ein Rückfall folgen kann. Falls Sie trotz guter Vorsätze wieder zu rauchen beginnen, resignieren Sie nicht, sondern kontaktieren Sie Ihren Arzt. Gemeinsam mit dem Arzt können Sie einen neuen Anlauf planen. Fallweise werden vorübergehend Medikamente (Nikotinpflaster) oder auch eine psychologische Betreuung (Entspannungsübungen, Verhaltenstherapie, etc.) notwendig werden.

Was passiert, wenn ich erfolgreich bin?

Das Schlaganfallrisiko sinkt ab und nähert sich dem Risiko von Nicht-Rauchern an. Sie leben länger und reduzieren das Risiko für alle Gefäßerkrankungen, Lungenerkrankungen und Krebs. Der Raucherhusten verschwindet, Sie atmen leichter und sind belastbarer. Die Verdauung normalisiert sich. Der Geschmacks- und Geruchssinn verbessert sich. Sie fühlen sich frei vom Zwang der Abhängigkeit.

Wie vermeide ich eine Gewichtszunahme nach erfolgreicher Nikotinentwöhnung?

Eine Gewichtszunahme nach Rauchentwöhnung tritt nicht regelmäßig auf und ist weit weniger schädlich als das Fortsetzen des Zigarettenkonsums.

Eine Gewichtszunahme nach Rauchentwöhnung tritt nicht regelmäßig auf. «

Hauptverantwortlich für eine Gewichtszunahme sind veränderte Essgewohnheiten mit vermehrter Kalorienzufuhr. Entsprechend kann durch eine bewusste Ernährung und ein konsequentes Bewegungsprogramm gezielt entgegen gesteuert werden. Die Grundlagen einer gesunden Ernährung und körperlichen Ertüchtigung sind in einem anderen Abschnitt ausgeführt.

Regelmäßige Bewegung hilft, Stress abzubauen, den Appetit zu regulieren und die Stimmung zu verbessern. Außerdem werden bei Ausdauertätigkeit Kalorien verbrannt. Längeres Gehen, Wandern, Fahrrad Fahren und Gymnastik sind ebenso geeignet wie Schwimmen, Langlaufen oder Gartenarbeit. Bitte klären Sie mit Ihrem Arzt, wie belastbar Sie sind.

4.10 Alkohol ist erlaubt, aber in (geringen) Maßen

Anzustreben sind Alkohol Mengen ≤ 25 Gramm pro Tag (entspricht 1 Bier oder ¼ Liter Wein). Da der eigene Alkoholkonsum regelmäßig unterschätzt wird, sollten Sie über zumindest eine Woche lang alle alkoholischen Getränke notieren, die Sie konsumieren, und die Alkoholmenge berechnen. Am besten werden alkoholische Getränke zum Essen konsumiert.

» Bei der Zuckerkrankheit (= Diabetes) bildet der Körper zu wenig vom Hormon Insulin und/oder die Wirkung von Insulin an den Körperzellen ist herabgesetzt (= Insulin Resistenz).

Sollte es Ihnen nicht gelingen, den Alkoholkonsum unter die angegebenen Grenzen zu senken, besprechen Sie mit Ihrem Arzt das weitere Vorgehen und nehmen Sie, falls notwendig, professionelle Hilfe in Anspruch.

4.11 Zuckerkrankheit – Komplikationen und Therapie

Als Folge steigt der Blutzucker an und überschreitet übliche Grenzwerte. Nach der neuen strengeren Definition besteht eine Zuckerkrankheit bereits dann, wenn der Nüchternblutzucker Werte von 126 mg/dL erreicht oder überschreitet.

Am wichtigsten ist der Typ 2 Diabetes, der meist im Erwachsenenalter auftritt und durch Übergewicht und Bewegungsmangel gefördert wird. Die Häufigkeit des Typ 2 Diabetes hat in den letzten Jahre stark zugenommen und kommt zunehmend auch bei übergewichtigen Kindern vor. Diabetes Patienten weisen ein 2 bis 3-fach erhöhtes Schlaganfall Risiko auf. Umgekehrt leidet jeder fünfte Schlaganfallpatient an Diabetes.

Was tun bei Zuckerkrankheit?

Ein ganzes Paket an Maßnahmen ist notwendig, um das Risiko für weitere Schlaganfälle nachhaltig zu senken und auch anderen häufigen

Komplikationen vorzubeugen. Wichtig ist die bestmögliche Senkung des Blutzuckers. Der Blutwert Hba1c, der die Güte der Zuckereinstellung über die vergangenen Wochen verlässlich widerspiegelt, sollte den Grenzwert von 6.5% nicht überschreiten.

Zusätzlich zur Blutzuckertherapie benötigen die meisten Patienten Blutdruckmedikamente, Fettsenker (Statine) und Plättchenhemmer. Besonders wichtig sind auch Lebensstilmodifikationen wie Gewichtsreduktion, ausreichende Bewegung und eine gesunde Ernährung. Regelmäßige Untersuchungen von Halsschlagader (Ultraschall), Augenhintergrund und Herz sind wichtig, um Komplikationen vorzubeugen.

Mein Hba1c Wert: ______ , ______ __%

Ich nehme folgende Medikamente ein: ______________ ______________ ______________

Nüchternzucker	Datum	Wert	Datum	Wert	Datum	Wert

» Neue Studien haben gezeigt, dass eine regelmäßige und länger dauernde Hormoneinnahme (auch Pflaster) mit einem deutlich erhöhten Schlaganfallrisiko einhergeht.

4.12 Keine Hormone nach dem Wechsel!

Häufig werden Hormonpräparate nach dem Wechsel zur Bekämpfung von Wechselbeschwerden oder zur Behandlung der Osteoporose eingesetzt. Deshalb müssen diese Medikamente nach einem Schlaganfall oder einer TIA abgesetzt werden. Besprechen Sie mit Ihrem Arzt, welche Ersatzmedikamente für Sie in Frage kommen. Übrigens erhöht die Hormoneinnahme auch das Risiko von Venenthrombosen, Herzinfarkt sowie Brust- und Gebärmutterkrebs.

4.13 Was tun bei Vorhofflimmern?

Normalerweise schlägt das Herz regelmäßig. Der Herzschlag wird durch den so genannten ›Sinusknoten‹ gesteuert. Dort entstehen elektrische Signale, die sich über das Herz ausbreiten und zur Anspannung des Herzmuskels mit Auswurf des Blutes führen (Pump-Funktion). Die elektrischen Signale können im EKG sichtbar gemacht und ausgewertet werden.

Beim Vorhofflimmern schlägt das Herz unregelmäßig und oft zu schnell. Dies schränkt die Leistungsfähigkeit des Herzens ein und kann zur Herzschwäche oder im schlimmsten Fall zum Schlaganfall führen, da sich leichter Gerinnsel im Herz bilden und diese in Hirngefäße verschleppt werden können.

Wenn ein Vorhofflimmern Ursache Ihres Schlaganfalles ist, benötigen Sie zeitlebens eine Blutverdünnung (= Antikoagulation oder AK Therapie). «

Wie kann ich ein Vorhofflimmern feststellen?

Manchmal kann man Herzklopfen und einen unregelmäßigen Pulsschlag bemerken. Weitere mögliche Beschwerden sind Müdigkeit, Brustschmerzen bei Belastung, Kurzatmigkeit, Belastungsintoleranz und ein Kreislaufkollaps. Ein Teil der Patienten mit Vorhofflimmern ist jedoch frei von jeglichen Beschwerden und kann das Vorhofflimmern nur durch eine **EKG Untersuchung** feststellen.

Welche Maßnahmen sind zu treffen?

Wenn ein Vorhofflimmern Ursache Ihres Schlaganfalles ist, benötigen Sie zeitlebens eine **Blutverdünnung (= Antikoagulation oder AK Therapie).** Dies gilt auch, wenn das Vorhofflimmern nur vorübergehend auftritt. Weitere Informationen zu dieser Therapie entnehmen Sie bitte dem Abschnitt ›Blutverdünnung‹. Zusätzlich sind oft Medikamente notwendig, um einen zu schnellen Herzschlag zu bremsen (›Digitais‹ Präparate, ß-Blocker, etc.). Seltener wird auch ein Elektroschock oder eine kleine Operation am Herz mittels Herzkatheter durchgeführt.

» Ist eine höhergradige Einengung Ursache des Schlaganfalles, so wird eine baldige Operation der Halsschlagader notwendig.

4.14 Einengung der Halsschlagader (= Stenose)

Eine Einengung der Halsschlagader findet sich bei ungefähr 10% aller Schlaganfallpatienten und kann mit einer Ultraschall-, Computertomographie- oder Magnetresonanz-Untersuchung festgestellt werden. An der Einengung können sich Gerinnsel bilden, die mit dem Blutstrom mitgerissen werden und Hirngefäße oder Augengefäße verlegen. **Letzteres führt zum vorübergehenden Erblinden eines Auges meist für Sekunden bis Minuten (= Amaurosis fugax).**

Ist eine höhergradige Einengung Ursache des Schlaganfalles, so wird eine baldige Operation der Halsschlagader notwendig. Neben der Standard Operation wird in Einzelfällen auch eine Aufdehnung mittels Katheter durchgeführt. Der beste Zeitpunkt für die Operation hängt von vielen Umständen ab und wird von Ihrem Ärzteteam im Krankenhaus festgelegt. Das Risiko des Eingriffes ist zumeist niedrig bei 2–3%, d.h. 2 oder 3 von 100 Patienten erleiden Komplikationen wie Schlaganfälle während des Eingriffes, Blutungen im Wundbereich, Nervenlähmung mit Heiserkeit u.a.m..

Ist die Einengung nicht mit dem Schlaganfall zusammenhängend, werden oft nur Ultraschallverlaufskontrollen durchgeführt und erst im Falle einer Verschlechterung operiert.

Mein Befund:

Kontrolle am:

Ist eine Operation indiziert und wann ist der richtige Zeitpunkt?

Womit ist nach der Operation zu rechnen?

Häufig sind Schmerzen, die einige Tage anhalten. Im Bereich des Schnittes kann die Haut über Monate gefühllos bleiben. Schwerwiegende Komplikationen sind aber selten (siehe oben). Die Entlassung findet im Regelfall 2 bis 3 Tage nach der Operation statt. Für zumindest 3 Wochen sollten keine schweren Gegenstände gehoben werden.

Medikamente zur Vorbeugung einer neuerlichen Einengung (= Rezidivstenose) sind zeitlebens entsprechend der ärztlichen Anordnung einzunehmen.

4.15 Erkrankungen der Herzkranzgefäße und Verschlusserkrankung an den Beinen

Es ist wichtig zu wissen, dass Schlaganfall Patienten auch ein erhöhtes Risiko für andere Gefäßerkrankungen aufweisen, da die meist zugrunde liegende Gefäßverkalkung (= Arteriosklerose) alle Gefäße betrifft. Als typische Beschwerden bei Herzgefäßerkrankungen treten bei körperlicher oder emotionaler Belastung ein Druck- bzw. Engegefühl an der Brust, Luftnot und Kurzatmigkeit, Schweißausbrüche und Schmerzen an der linken Brustwand mit Ausstrahlung in den linken Arm auf (= Angina pectoris). Sollten Sie derartige Symptome bemerken, kontaktieren Sie bitte umgehend die Rettung (144).

Intensive andauernde Schmerzen an der linken Brustwand oder selten im Oberbauch sprechen für einen Herzinfarkt (Notfall!). Ursache für Angina pectoris und Herzinfarkt sind eine Einengung bzw. ein Verschluss von einzelnen Herzkranzgefäßen. Analoges gilt für Durchblutungsstörung an den Beinen, die auf Gefäßeinengungen von Hauptschlagader (= Aorta), Becken- oder Beingefäßen zurückzuführen sind. Typisch sind hier Schmerzen, die beim längeren Gehen auftreten und in Ruhe rasch verschwinden (= Claudicatio oder Schaufenstererkrankung), oft auch Muskelkrämpfe und Schweregefühl an den Beinen.

Als typische Beschwerden bei Herzgefäßerkrankungen treten bei körperlicher oder emotionaler Belastung ein Druck- bzw. Engegefühl an der Brust, Luftnot und Kurzatmigkeit, Schweißausbrüche und Schmerzen an der linken Brustwand mit Ausstrahlung in den linken Arm auf (= Angina pectoris). «

Beim gefährlichen plötzlichen Gefäßverschluss bestehen anhaltend intensive Schmerzen auch in Ruhe, verbunden mit einer blassen Hautfarbe. Das betroffene Bein fühlt sich kalt an (Notfall !).

Herz- und Beingefäß Erkrankungen können mittels Ultraschall, Belastungs-EKG und Katheteruntersuchungen rasch und zuverlässig festgestellt werden. An Therapieformen kommen Medikamente, eine Dehnungen der Gefäßeinengung (= Dilatation, Stentanlage) und wenn notwendig auch eine Operation zum Einsatz.

4.16 Besteht ein Zusammenhang mit anderen Gefäßerkrankungen (z.B. Herzinfarkt)?

Bei vielen Patienten, die einen Schlaganfall erleiden, bestehen auch andere, häufig noch unbemerkte, Gefäßerkrankungen. Untersuchungen haben gezeigt, dass viele Schlaganfallpatienten an einer Erkrankung der Herzkranzgefäße leiden. Bei Patienten, die einen Schlaganfall überlebt haben, ist nicht nur das Schlaganfall-Risiko, sondern auch das Risiko eines Herzinfarktes stark erhöht. Häufig bestehen auch Verengungen der Gefäße an Armen und Beinen oder Schäden der Schlagader (Aorta).

Zahlreiche Medikamente und Maßnahmen (z.B. Nikotinkarenz, Gewichtsabnahme, ausreichende Bewegung), die das Schlaganfall-Risiko reduzieren, führen auch zu einer Absenkung des Herzinfarktrisikos und des Risikos anderer Gefäßerkrankungen.

Index

» Fachbegriffe A

A

Amaurose	Sehstörung mit vollständigem Sehverlust auf einem Auge
Aneurysma	Aussackung der Gefäßwand einer Hirnarterie aufgrund einer Gefäßwandschwäche
Antikoagurlation	Blutverdünnung mit Vitamin K Antagonisten
Angina pectoris	Belastungsabhängiger Brustschmerz durch Einengung der Herzkranzgefäße
Aorta	Hauptschlagader
Aphasie	Sprachstörung: Beeinträchtigung des Sprachverständnisses und der Sprachproduktion
Apraxie	Störung bei der Planung einer Bewegung, die den Gebrauch von Objekten beeinträchtigt oder das Ankleiden und Waschen behindert
Aspiration	Speichel und/ oder Speisen gelangen bei der Aspiration, d.h. beim Verschlucken, in die Luftröhre und damit in die Lunge anstatt in Speiseröhre und Magen. Dadurch kann eine Lungenentzündung (Pneumonie) entstehen (›Aspirationspneumonie‹)
Ataxie	Beeinträchtigt ist die Ausführung einer Bewegung. Der Bewegung fehlt das richtige Maß, sie ist abgehackt, überschießend und ungeschickt. Ataktisch können Arm- und Beinbewegungen sein.
Arteriosklerose	Gefäßverkalkung

Fachbegriffe B – H «

B	**Body-mass Index**	Maß für Übergewicht, berechnet aus Körpergröße und -gewicht
C	**Carotis**	Halsschlagader
	Claudicatio	Verschlußerkrankung der Bein- oder Beckengefäße
D	**Dekubitus**	Durch Druck bedingte Geschwüre (offene Stellen der Haut)
	Diabetes	Zuckerkrankheit
	Dissektion	Gefäßwandverletzung, die zu einem Schlaganfall führen kann
	Dysarthrie	Sprechstörung: Das Sprechen ist undeutlich und daher schwer verständlich
G	**Generika**	Nachbaumedikamente mit demselben Inhaltsstoff wie das Orginalpräparat
H	**Hemianopsie**	Ausfall einer Hälfte des Sehfeldes (Gesichtsfeldes): Hemianopsie nach rechts bedeutet, dass beide Augen die Objekte auf der rechten Seite nicht sehen. Meist wird die betroffene Seite als Schatten wahrgenommen.
	Hemineglect	Die Objekte einer Seite des Sehfeldes (Gesichts feldes) werden nicht wahrgenommen: Beim Hemineglect nach links wird die linke Seite des Sehfeldes nicht wahrgenommen, nicht beachtet.
	Hemiparese	Schwäche einer Körperhälfte, die alle Bereiche (Gesicht, Arm und Bein) oder Teile (Gesicht und Arm) betreffen kann. Die Schwäche kann unterschiedlich schwer ausgeprägt sein.

» Fachbegriffe H – P

H	**Hirninfarkt**	Nach einem Gefäßverschluss geht der Teil des Gehirns, der alleine von diesem Gefäß versorgt wird, zugrunde. Das Gewebe stirbt ab, es bildet sich ein ›Infarkt‹.
	Hypertonie	Bluthochdruck
	Hämorrhagischer Schlaganfall	Blutung in das Gehirn, meist durch Zerreißen einer Hirnarterie
I	**Ischämischer Schlaganfall**	Aufgrund eines Gefäßverschlusses kommt es zur Mangeldurchblutung (Ischämie) in dem Teil des Gehirns, der alleine von diesem Gefäß versorgt wird.
N	**Neglect**	Wörtlich: Vernachlässigung, d.h. Beeinträchtigung bei der Richtung der Aufmerksamkeit auf einen Teil des Körpers oder auf einen Teil der Umgebung
P	**Plastizität**	Noch in der Mitte des 20. Jahrhunderts bestand die Vorstellung, dass Nerven fest mit einander verbunden sind. Heute wissen wir, dass Nerven wachsen und neue Formen von Verbindungen miteinander eingehen können. Damit ist die Lernfähigkeit des Gehirns gewährleistet.
	Pneumonie	Lungenentzündung
	Prävention	Vorbeugung

Prä-Hypertonus	Vorstufe zum Bluthochdruck

S

Schlaganfall	Der Begriff ›Schlaganfall‹ beschreibt den Zeitverlauf des Ereignisses: ›schlagartig‹, ›anfallsartig‹ fallen Funktionen des Gehirns aus. Dem Ereignis zugrunde liegt entweder eine Mangeldurchblutung (Ischämie) oder eine Blutung in das Gehirn (Hämorrhagie).
Schlafapnoe	›Apnoe‹ bedeutet ein Fehlen von Luft. Die Atmung ist während des Schlafs beeinträchtigt. Es bestehen Episoden mit Atempausen, entweder infolge einer Beeinträchtigung des Atemzentrums im Gehirn oder durch ein Verschließen der Atemwege. So kann die Zunge in der Nacht nach hinten abweichen und die Atemwege verschließen (Obstruktive Schlafapnoe).
Stenose	Einengung eines Gefäßes
Statin	Medikament zur Blutfettsenkung
Stroke Unit	Schlaganfalleinheit: Spezialisierte Einheit zur Akutbehandlung des Schlaganfalles. Sie stellt das Bindeglied zwischen dem Rettungswesen und der Rehabilitation dar.
Subarachnoidalblutung (SAB)	Blutung unterhalb der Hirnhaut (›Arachnoidea‹) und außerhalb des Gehirns. Sie wird meist durch eine Gefäßmissbildung (Aneurysma) verursacht.

» Fachbegriffe T - V

T

TIA: Transitorische Ischämische Attacke	Hier wird eine Hirnarterie kurzzeitig durch ein Blutgerinnsel (Thrombus) verschlossen. Das Gerinnsel löst sich nach wenigen Minuten wieder auf, die Durchblutung ist wieder hergestellt. Die Ausfallserscheinungen bilden sich nach wenigen Minuten oder Stunden wieder zurück.
Thrombus	Blutgerinnsel
Thrombolyse	Auflösungstherapie beim akuten Schlaganfall
Thrombolyse	Auflösen eines Blutgerinnsels durch medikamentöse Therapie

V

Vorhofflimmern	unregelmäßiger Herzschlag